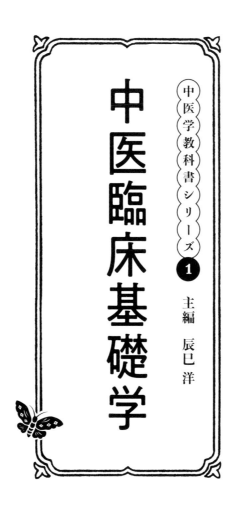

中医学教科書シリーズ ①

中医臨床基礎学

主編 辰巳洋

源草社

中医学教科書シリーズ
総序文

　私は北京中医学院（現・北京中医薬大学）を卒業後、勤務した病院で初めての中医師になり、講師を務めることになりました。当時中国は「西学中」（西洋医は中医学を学習する）の政策を実施していた時期でしたが、そんな中での講師への就任でした。病院の講義では、北京中医学院の恩師たちの教え方を真似て、講義の最中に教科書を見ないで済むように、講義内容はすべて暗記しました。また、学生からの質問に困らないよう、多くの参考書に親しみました。これらは人にものを教えるという意味で、とてもよい経験になったと感じています。

　その後日本に渡り、中医学、薬膳学を教える道を20年間歩んできました。

　まず専門学校に勤め、陰陽五行・気血津液・五臓六腑などを手始めに、真っ向から正統派の方法で講義を始めましたが、当時の学生たちに理解は難しく、当然つまらないので講師のほうを向くこともありません。ここはやはりカリキュラムを工夫して教えないとどうしようもないと悟りました。

　その時、病院で行っていた漢方相談のことをふと思い出しました。ほとんどの患者さんが最後に発する質問は、「先生、何を食べたらいいですか？」「食べ物はどうしたらいいですか？」です。こと食事には、皆さんが強い関心をもっていることに改めて気づかされました。

　食事と医学は、中医学からみると「食薬同源」「食医同源」であり、いきなり中医学を教え込むよりも、食事と関わる薬膳から出発したほうが、一般の方たちが馴染みやすく、また受け入れやすいのではないかと考えつきました。そんな経緯もあり本草薬膳学院は設立当初、中医薬膳学からスタートしました。教科書としては『実用中医薬膳学』（東洋学術出版社）、『食薬学』（本草薬膳学院）を刊行し、また、つづく『実用中医学』（源草社）には食材を加えて使いやすいように配慮しました。参考書としての『薬膳素材辞典』（源草社）も上梓しました。

それから15年が経ちました。中医薬膳学から出発した学生たちは身近な食材の性質・味・帰経・効能について修得し、中医学の理論に従い食生活に応用していった結果、中医学の広さと奥深さに対する理解を深め、学習意欲がさらに湧いてきています。臨床と実践を旨とする中医学には継続学習が必要なのです。

　そのことから2015年、本草薬膳学院研究科教科書の『中医臨床基礎学』、『中医内科学』一・二・三巻、『中医外科学』、『中医婦人科学』、『中医小児科学』、『方剤学』一・二巻、『食薬学』の計9冊の制作を計画し、校内教科書、いわば学院生のみが使用する内輪の教科書として刊行しました。学生たちからは、専門的な内容でありながら学習すべき重要ポイントが明確で、わかりやすいと上々の評価を得ています。

　この研究科の教科書シリーズを、より多くの中医薬・薬膳学の学習を志す方々に提供できれば、中医薬・薬膳学の普及と全体のレベルアップにつながるのではとのご意見を、全国のじつに多くの方々からお寄せいただき、この度の出版の運びとなりました。本シリーズが読者の皆様のお役に立てることを切に願っています。

　なお、本シリーズではその性質上、専門用語が多く記載されていますが、初出箇所で極力（　）内で説明するとともに、専門用語の多くは『一語でわかる 中医用語辞典』（源草社）でカバーできるので、参考にされることをおすすめします。

2017年12月

本草薬膳学院学院長　辰巳　洋

中医学教科書シリーズ①　中医臨床基礎学

はじめに

　　ピラミッドは基礎の部分は広くしっかりと造られ、そのうえに層を積み重ねて上部へ上がっていく形になっています。ある日、最も有名なピラミッドであるエジプト・ギザの大ピラミッドの前に立ち、何千年の歳月を経てもなお砂漠に立ちつづけるピラミッドの雄大な姿に感動しました。陽射しの下の姿は神々しく、それが「金字塔」と呼ばれる理由を悟りました。

　　中医学の世界の道のりは「金字塔」のように、陰陽五行学説・病因学説・病機学説・蔵象学説・気血津液・中医診断学・中医臨床学などをしっかりと学習して積み重ねることです。中医薬学の「金字塔」を登ることは非常に重要です。『中医臨床基礎学』はその「金字塔」の一つです。中医体質学・経絡学説・六経弁証・衛気営血弁証・三焦弁証によって構成されています。

　　中医体質学は、この数年で特に活発になっている学問です。本書では、2009年中華中医薬学会の体質判断標準と、日本において20世紀から流行している体質判断標準とを記載し、体質改善のための食材と方剤を紹介しています。

　　経絡学説は、主に鍼灸・あんま・お灸に使われますが、処方の際に、食材や中薬の性質・味・効能以外に帰経についても考慮し、よりよい処方を選択するために必要不可欠な分野です。

　　六経弁証は、中国・漢代の『傷寒論』から生まれた弁証方法で、中医学全体に大きな影響を与えています。衛気営血弁証と三焦弁証は、清代の書『温熱論』、『温病条弁』により提唱された弁証方法で、温熱病証によく使われています。これらの弁証を修得すれば、臨床に役立つことは論を俟ちません。

　　臨床の学習に入る前、食事指導や薬膳処方の提案の前に、まずは『中医臨床基礎学』をきちんと押さえておくことはきわめて重要です。

　　最後に、本書の編集・出版にあたり版元の源草社の方々に御礼を申し上げます。また本書作成に尽力いただいた学院職員のみなさんに心から感謝の意を表します。

　　　　　　　　　　　　　　　　　　　　　　　　2017年12月　東京にて
　　　　　　　　　　　　　　　　　　　　　　　　　　　　　　主編者

目 次

総序文 *1*
はじめに *3*
参考文献 *8*

第1章　中医体質学　*9*

中医体質学の概念 ……………………………………………………………… *10*

体質の形成と影響素因 ………………………………………………………… *11*
    1．先天稟賦　*11*　　　　2．後天的素因　*11*

中医体質学の基本原理と特徴 ………………………………………………… *11*
    1．生命過程論　*11*　　　2．形神合一論　*12*
    3．天人合一論　*12*　　　4．稟賦遺伝論　*12*

中医体質学研究における課題 ………………………………………………… *12*
    1．体質可分論　*12*　　　2．体病相関論　*12*
    3．体質調節論　*13*

体質分類と特徴 ………………………………………………………………… *13*
    1．中華中医薬学会の体質分類　*13*
    2．推奨できる体質分類　*16*

体質に合わせた食生活と養生のすすめ ……………………………………… *19*

  ● 第1章のポイント　*23*

第2章 経絡学説 *25*

経絡の概念 -- *26*

経絡の機能 -- *27*
    1. 経絡の働き *27*　　2. 経絡と臨床 *27*

経絡の構成 -- *28*
    1. 経絡の組成 *29*　　2. 十二経脈 *30*
    3. 十二経脈の主な走行 *31*　　4. 十二経脈の連結 *31*
    5. 十二経脈の特徴 *31*
    6. 十二経脈の陰陽・表裏・絡属関係 *32*

絡脈 --- *32*
    1. 絡脈の分類 *32*　　2. 作用 *32*

奇経八脈 --- *33*
    1. 分類 *33*　　2. 作用 *33*

十四正経の流注 -- *34*
    1. 十二経脈の流注 *34*　　2. 十四正経の流注 *35*

経絡の分布 -- *36*
    1. 手太陰肺経 *36*　　2. 手陽明大腸経 *37*
    3. 足陽明胃経 *38*　　4. 足太陰脾経 *40*
    5. 手少陰心経 *41*　　6. 手太陽小腸経 *42*
    7. 足太陽膀胱経 *44*　　8. 足少陰腎経 *46*
    9. 手厥陰心包経 *48*　　10. 手少陽三焦経 *49*
    11. 足少陽胆経 *50*　　12. 足厥陰肝経 *52*

奇経八脈の分布と効能 -- *53*

腧穴概論 --- *54*
    1. 腧穴の定義 *54*　　2. 経穴数の変化 *55*
    3. 腧穴の分類 *55*　　4. 腧穴の治療作用 *56*
    5. 腧穴の定位方法 *56*

よく使う経穴 -- *59*

● 第2章のポイント *62*

第3章 六経弁証 63

六経弁証の概念 -- 64
    1. 陰と陽 65　　2. 表と裏 66
    3. 六病位 66　　4. 六経の伝変 68
    5. 治療原則 69

太陽病証 -- 69
    1. 太陽中風証 70　　2. 太陽傷寒証 71
    3. 太陽蓄水証 72　　4. 太陽蓄血証 73
    5. 太陽病証のその他の方剤 74

陽明病証 -- 75
    1. 陽明経証 75　　2. 陽明腑証 76

少陽病証 -- 78

太陰病証 -- 80

少陰病証 -- 82
    1. 少陰寒化証 82　　2. 少陰熱化証 84

厥陰病証 -- 85

六経弁証のまとめ -- 86

● 第3章のポイント 87

第4章 衛気営血弁証　温病弁証1　89

衛気営血弁証の概念 -- 90
温病の特徴 -- 90
    1. 邪気 90　　2. 温病の分類 93
    3. 衛気営血と衛気営血弁証 94　　4. 温病の治療法 94

衛分証 -- 95
気分証 -- 96
営分証 -- 97

血分証 ··· 98

衛気営血の伝変と病機 ··· 101

       1. 衛気営血の伝変　*101*　　　2. 衛気営血の伝変の病機　*101*

● 第4章のポイント　*103*

第5章　三焦弁証　温病弁証2　*105*

三焦弁証の概念 ··· 106

三焦弁証と臓腑 ··· 106

上焦病証 ··· 107

       1. 主な症状　*107*　　　2. 証候分析　*108*

       3. 立法と方剤　*108*

中焦病証 ··· 109

       1. 主な症状　*109*　　　2. 証候分析　*110*

       3. 立法と方剤　*110*

下焦病証 ··· 110

       1. 主な症状　*111*　　　2. 証候分析　*111*

       3. 立法と方剤　*111*

三焦弁証の伝変規律 ··· 112

温病学説と傷寒学説の比較 ··· 113

● 第5章のポイント　*114*

【附】本教科書に登場する中薬一覧表　*115*

編集協力：猪俣稔成　中澤美加　服部直美

参考文献

漢方医学辞典．第 12 版．創医会学術部主編．燎原．2007
中医基本用語辞典．第 1 版．高金亮監修．東洋学術出版社．2006
新装版 中医臨床のための中薬学．第 1 版 3 刷．神戸中医学研究会編．東洋学術出版社．2015
舌診の基礎．第 1 版．高橋楊子．東洋学術出版社．2007
傷寒論を読もう．第 1 版．高山宏世．東洋学術出版社．2008
中医学の基礎．第 1 版 2 刷．平馬直樹 兵頭明 路京華 劉公望．東洋学術出版社．1997
針灸学［基礎編］．第 2 版 8 刷．天津中医学院＋学校法人後藤学園編集責任．東洋学術出版社．2005
実用中医学．第 1 版．辰巳洋著．源草社．2009
一語でわかる 中医用語辞典．第 1 版．辰巳洋主編．源草社．2009
傷寒学．第 1 版 9 刷．熊曼琪主編．中国中医薬出版社．2006
中医基礎理論．第 1 版 16 刷．孫広仁主編．中国中医薬出版社．2007
中医診断学．1 版 14 刷．朱文峰主編．中国中医薬出版社．2006
温病学．第 2 版 4 刷．楊進主編．人民衛生出版社．2008

第1章 中医体質学

中医体質学とは、中医基礎理論に基づいて分類された各種体質の生理的・病理的な特徴を分析し、疾病の反応状態、病変の性質、進行の傾向について詳らかにし、疾病の予防と治療、養生などについて明らかにする学問である。

中医学は、「病を未然に防ぐ」という未病理論に立脚し、疾病予防の養生理論を重視する。「治療三分、養生七分」という養生法則である。歴史書『春秋』の代表的な注釈書である『春秋左氏伝』（伝・左丘明、BC556～BC451）には人間の寿命、すなわち天寿は120歳程度であると記されている。

WHOによる1996年の「21世紀を迎えるにあたっての挑戦」と題したレポートで、21世紀の医学は「疾病医学から健康医学へ」「治療重視から予防重視へ」「医師の治療重視から患者の自己保健重視へ」と変わるだろうと述べられている。このように今後の医療目標は「いかにして治すか」という「治療医学」から、「病気にかからない、病気にかかっても悪化させない」という「**予防・健康医学**」すなわち「**治未病**」に変容していくだろうと予想されている。

中医体質学の概念

体質とは、両親から先天的に授かったものと、人が生まれてから成長していく過程で後天的に得たものを基礎として形成される**形態構造**や**生理機能**、**心理状態**における**総合的かつ比較的安定した固有の特質**のことである。

体質は、構造・機能・代謝によって、あるいは外界からの刺激に対する反応などによって**個体差**が現れ、ある種の病因や疾病に対する感応のしやすさ、疾病の伝変・転帰における何らかの傾向が現れる。

中医体質の生理的特徴として、遺伝性・安定性・特異性・可変性・多様性・予測性・調節性などがある。

体質の形成と影響素因

体質は、先天稟賦(稟賦は生まれつきの性質)により形成され、後天的素因(飲食、栄養、生活環境・自然社会環境、疾病や怪我・薬物治療など)により定型化されたものととらえる。

1. 先天稟賦(先天的素因)
民族的あるいは家族などの遺伝要素、発育過程での素因など。

2. 後天的素因
1) 地理と生活環境・習慣・食生活
現代社会では、忙しさによるストレスや運動不足などにより、気鬱・痰湿(湿が長期に停滞し生じる痰のような代謝物)・血瘀(血流が緩慢になり停滞する)の体質が多い。外食が多くなりがちな食習慣などもあり、心身の疲労が大きく、痰湿・湿熱の体質をまねきやすい。

2) 性別・年齢・精神的な素因
男性は身体が丈夫で陽気が旺盛な体質が多い。女性は月経・妊娠・出産などによりつねに血液が不足した状態になりやすく、血虚・気虚・陽虚・陰虚の体質が多い。

「老壮不同気」(年齢によって気も変わる)といわれ、人体の構造・働き・代謝などは、年齢により変化していく。例えば、若者は陽盛の体質が多いが、50歳以降では虚性の体質が増える。また、長期にわたるストレスや大きな感情の変化は内臓を傷め、気鬱(気のめぐりの滞り)、血瘀の体質になりやすい。

中医体質学の基本原理と特徴

1. 生命過程論
体質とは、時間に従い展開している個体の発育に伴う生命過程の一つの表れである。その生命の過程において、「幼年(稚陰稚陽)」「青年(気血漸盛)」「壮年(気血

旺盛)」「老年（五臓気衰）」という段階をたどる共通性がある。さらに、先天稟賦と後天素因の違いによって個体差も現れる。

2. 形神合一論

体質とは、「特定の身体素因（肉体）」と、「関連する心理素因（精神）」との総合体でもある。身体素因と心理素因には密接な関連があり、その連携において安定性と変異性をそれぞれ現出する。体質タイプの判定や個人の差異性に対しては、身体素因と心理素因の相関性に注意を払う必要がある。

3. 天人合一論

生活条件、飲食習慣、自然社会環境、季節の変化、加齢および社会文化的素因などによって体質タイプは変容する。

4. 稟賦遺伝論

稟賦遺伝は、体質の形成と発展を決定する重要な内的素因である。先天稟賦の違いが個々の体質差異を決定する。

中医体質学研究における課題

1. 体質可分論

中医学では、「五臓」を中心にし、「精気血津液（しんえき）」が生命の基礎物質であり、体質による現象とは「五臓」「精気血津液」の盛衰変化の反応状態であるととらえる。中医体質学では体質を9つのタイプに分類し、それぞれのグループにおける特徴に対応して、体質を弁別するための方法とツールを提供している。

2. 体病相関論

中医体質学では、疾病そのものの発生が、個人の体質要素、体質タイプと密接に関係していることを明らかにしている。例えば高血圧・糖尿病・高脂血症・脳卒中などは「痰湿質」に属しており、「痰湿質」がこれらの疾病が発病する「共通の土壌」といえる。

3. 体質調節論

　体質には安定性も可変性もある。的確な処置により体質の偏りやアンバランスを調整し改善することで、健康を回復できる。例えば、陽虚体質では温熱性中心の食生活を送り、身体を補い、冷たいものを禁忌とすることによって、根本的な陽虚体質の改善をはかることができる。また陽盛体質では、清熱瀉火の治療により熱を取り除くことで、体質の偏りの調節が可能となる。

体質分類と特徴

1. 中華中医薬学会の体質分類

　2009年4月9日、中華中医薬学会は『中医体質分類と判定』（国家標準 ZYYXH／T157 – 2009）という国家基準を公表した。当基準は、中国における初めての中医体質学研究を応用し規格化したガイドラインであり、体質の弁別や、中医体質に関連する疾病の予防・治療・養生・保健・健康管理のための科学的根拠と、それぞれにとって有効な方法を提供している。さらに「治未病」の健康プロジェクト展開のため、新しいアイディアと手段にも言及している。

● 体質一覧表

偏りのない体質	偏りのある体質
1種類	8種類
平和質	気虚質・陽虚質・陰虚質・痰湿質 湿熱質・瘀血質・気鬱質・特稟質

1）平和質

全体的特徴：陰陽・気血が調和している。体つきがよい。顔色は赤くつやつやしている。精力が充実。

　　　　　　顔や皮膚に潤いがあり、髪の毛は多く光沢がある。目には元気が表れ、鼻の色も明るく潤いがあり、嗅覚もしっかりしている。唇は赤くつやつやしており、疲れにくく、精力が溢れている。暑さ寒さに強く、睡眠は良好。食欲があり、大小便は正常。舌色は淡紅、薄い白苔、脈が力強く穏やか。

形体的特徴：体形は均整がとれ壮健。

心理的特徴：人づき合いがよく、明るく気持ちにゆとりがある。

発病の傾向：普段病気にかかることが少ない。

環境適応力：強い。

2）気虚質

形体的特徴：筋肉に張りがなく強くない。

症状の特徴：声は低く弱い。呼吸が弱く話すことが億劫で、疲れやすい。精神不振、自汗(じかん)（汗をかきやすい）、舌色淡紅、歯痕がある、脈弱。

心理的特徴：内向的な性格で冒険することを好まない。

発病の傾向：かぜ、内臓下垂などにかかりやすい。病後の回復が遅い。

環境適応力：風寒暑湿邪に弱い。

3）陽虚質

形体的特徴：筋肉に張りがなく強くない。

症状の特徴：重度の寒がりで、手足が冷たく、温かい飲食物を好む。精神不振が見られる。舌色淡で舌体胖大(はんだい)、脈沈遅。

心理的特徴：落ち着いており、内向的な性格。

発病の傾向：痰飲(たんいん)、腫脹、下痢になりやすい。邪気を受けると寒化しやすい。

環境適応力：夏に強いが、冬の寒さに弱い。風寒湿邪を受けやすい。

4）陰虚質

形体的特徴：痩せ型。

症状の特徴：五心煩熱(ごしんはんねつ)（両手のひらと両足の裏の熱感と焦燥不安）、口・のどの乾燥感、冷たい飲食物を好む、大便乾燥、舌色紅で少津(しょうしん)（乾燥している）、脈細数。

心理的特徴：イライラして落ち着かない。外向的な性格で、運動を好み、活発。

発病の傾向：過労、失精、不眠などになりやすい。邪気を受けると熱化しやすい。

環境適応力：冬に強いが、夏の暑さに弱い。暑熱燥邪に弱い。

5）痰湿質

形体的特徴：肥満体型で、特に腹部が肥満しやすく軟らかい。

症状の特徴：顔の皮膚に油脂が多く、粘り気のある汗が多い。胸悶があり痰が多く、口中がネバネバしている。舌苔膩、脈滑。

心理的特徴：性格は温和で落ち着いている。我慢強い。肉類、甘いものが好き。

発病の傾向：消渇(しょうかつ)（多飲、多食、多尿、消痩を主症状とする病症）、中風(ちゅうふう)（脳卒中）、胸

痺（胸が詰まり痛む）などにかかりやすい。

環境適応力：梅雨の季節など湿気の多い環境への適応力が弱い。

6）湿熱質

形体的特徴：体型は普通もしくはやや痩せ気味。

症状の特徴：顔は脂っぽく、ニキビがあることがあり、口の中が苦く乾いている。体は重くてだるい。大便が粘滞ですっきりしない。小便は量が少なく色が濃い。舌苔黄厚・膩、脈滑数。

心理的特徴：悩みが多い。イライラして落ち着かない。

発病の傾向：吹出物、黄疸、熱淋（急性感染性の排尿異常）などにかかりやすい。

環境適応力：晩夏から初秋にかけての湿熱気候、湿気や高温の環境への適応力が弱い。

7）瘀血質

形体的特徴：太っている場合も、痩せている場合もある。

症状の特徴：顔や皮膚の色が暗く、色素が沈着して紅斑がある。口唇の色も暗く、舌に暗い斑点があり、舌下静脈が紫暗で太い、脈渋。

心理的特徴：悩みが多く、忘れっぽい。

発病の傾向：癥瘕（疼痛や脹満を伴う腹部の硬結）、痛証、血証（出血が主症状の症候）にかかりやすい。

環境適応力：寒邪に弱い。

8）気鬱質

形体的特徴：痩せている人が多い。

症状の特徴：精神抑鬱で涙もろい。煩悶して楽にできない。舌色淡紅で舌苔薄白、脈弦。

心理的特徴：内向的で精神的に不安定な性格で疑い深い。

発病の傾向：臓躁（発作性の精神的症状）、梅核気（咽喉部異物感）、百合病（七情失調や大病後の心肺陰虚により起こる病症）、鬱病にかかりやすい。

環境適応力：精神的ストレスに弱い。曇りや雨などの天気にも弱い。

9）特稟質

形体的特徴：アレルギー体質では一般的に特徴的な体型はない。先天稟賦に異常がある場合は畸形や生理的欠落がみられる。

症状の特徴：①アレルギー体質では、喘息、のどが痛くイガイガする、鼻づまり、くしゃみなどがある。

　　　　　　②遺伝性疾病の場合がある。
　　　　　　③胎児の成長・発育課程において、母体の影響が考えられる。
心理的特徴：稟質の特異状況により異なる。
発病の傾向：①喘息、蕁麻疹、花粉症、薬剤アレルギーなどのアレルギー性疾患。
　　　　　　②血友病、先天性畸形などの遺伝性疾病。
　　　　　　③五遅（立遅など小児の5種類の発育不全）、五軟（小児の筋肉の発育不全）、解顱（小児の頭蓋骨の閉合不全）、胎驚（新生児の痙攣）などの発達障害性疾患。
環境適応力：アレルギー体質の場合は、関連する季節に適応力が弱く、旧病の発作を引き起こしやすい。

2. 推奨できる体質分類

2009年に公表された前項の「中医体質分類と判定」に定めている特稟質については、ほかの偏り体質をもつ可能性も高いため、体質の判断は困難だと考えられる。また、女性に多いはずの血虚質が入っていないため、『中医体質分類と判定』以前の下記の体質分類が推奨できる。

● 体質一覧表

偏りのない体質	偏りのある体質
1種類	8種類
平和質	気虚質・陽虚質・血虚質・陰虚質 陽盛質・痰湿質・気鬱質・血瘀質

1）平和質

表　　　現：元気で病気は少ない。
形体特徴：体型は中肉中背。
精神状態：健康で明るい性格。
顔　　　色：血色がよい。
症　　　状：気力があり睡眠が良好。反応が早く、食欲は正常。毛髪に艶がある。
婦　　　人：月経順調。
大 小 便：大便・小便ともに順調。
舌 ・ 脈：舌色淡紅、舌辺円滑、舌苔薄白。脈象は平均。

2）気虚質

原　　　因：臓腑機能の低下。
形体特徴：無気力で筋肉がたるむ。
精神状態：怯えやすい性格。
顔　　　色：淡白・黄色。
症　　　状：疲れやすく声が小さい、息切れ、自汗、食欲がない、腹脹、むくみ、めまい、健忘など。
婦　　　人：月経が早まる。出血量が多く、血色は薄い。月経痛。
大 小 便：軟便・頻尿。
舌 ・ 脈：舌色淡、舌体胖大、舌辺歯痕、舌苔白。脈虚緩。

3）陽虚質

原　　　因：臓腑機能の衰弱。
形体特徴：手足・体の冷え、筋肉のたるみ。
精神状態：もの静かな性格。
顔　　　色：白い。
症　　　状：温かい飲食物を好む、目の周囲の色が暗い、抜け毛が多い、手足・体の冷え、むくみ、足腰の痛み、腹痛、朝方の下痢など。
婦　　　人：月経は早まるか遅れる。出血量が多く、血色は薄い。月経痛や不妊症が多い。
大 小 便：下痢しやすい。頻尿、尿漏れ。
舌 ・ 脈：舌色淡、舌体胖大、舌辺歯痕、舌苔潤。脈沈遅。

4）血虚質

原　　　因：血の量と質の不足。
形体特徴：痩せ型。
精神状態：内向的な性格。
顔　　　色：蒼白、黄色。唇の色は淡白。
症　　　状：温かい飲食物を好む、睡眠が浅く夢が多い、動悸、めまい、立ちくらみ、目・皮膚の乾燥感、肢体が痺れる、爪の色が薄い。
婦　　　人：月経が遅れる。出血量は少なく、血色は薄い。月経痛や不妊症が多い。
大 小 便：便秘しやすい。小便は順調。
舌 ・ 脈：舌色淡白、舌苔白。脈細無力。

5）陰虚質

原　　　因：津液・精など陰液の不足。

形体特徴：のぼせやすく暑がりで痩せ型。

精神状態：性格はイライラして落ち着かない。

顔　　　色：頬が赤くなる、熱感がみられる。

症　　　状：冷たい飲食物を好む、唾が少なくのどが渇く、五心煩熱、寝つきが悪く盗汗（寝汗）が多い、めまい、耳鳴り。

婦　　　人：月経が早まる。出血量が少なく、血色は赤い。

大 小 便：大便は乾燥している。尿の色は濃く量は少ない。

舌 ・ 脈：舌色紅で乾燥、舌苔は少ない。脈細数。

6）陽盛質

原　　　因：臓腑機能の亢進。

形体特徴：声が高い。体力強壮で体型は太め。

精神状態：性格はイライラして落ち着かない。

顔　　　色：赤。

症　　　状：冷たいものや脂っこいものを好む、声が高く呼吸が荒い、多汗、食欲旺盛、ニキビが出やすい。

婦　　　人：月経が早まる。出血量が多く、血色は赤い。

大 小 便：大便は臭い。尿は熱感があり色が濃い。

舌 ・ 脈：舌色紅、舌苔黄。脈洪大。

7）痰湿質

原　　　因：臓腑機能が失調し水が停滞している。

形体特徴：肥満体型で痰が多い。

精神状態：性格は温厚。

顔　　　色：黄色で皮脂が多い。

症　　　状：脂っこいものや甘いものを好む、多汗で身体が重だるい、胸が痞えて痰が多い、口中は粘々している、眠気が強い、むくみやたるみがみられる。

婦　　　人：月経が遅れる。月経痛があり閉経（3ヵ月以上月経が来ない）しやすい。不妊症。

大 小 便：下痢しやすい。尿量は少なく混濁している。

舌 ・ 脈：舌体胖大、舌苔白膩。脈濡滑。

8）気鬱質

原　　　因：気の巡りが滞る。
形体特徴：中肉中背または痩せ型。
精神状態：無表情。不信感が強く神経質で過敏。
顔　　　色：暗い。
症　　　状：ため息が多い、胸の痞え、不眠、健忘、げっぷ、しゃっくり、腹脹、のどの痞え感。
婦　　　人：月経は早まるか遅れる。月経前に乳房痛。月経痛、不妊症。
大 小 便：排便は順調で正常、あるいは便秘、下痢。小便は順調。
舌 ・ 脈：舌色淡紅、舌苔薄白。脈弦。

9）血瘀質

原　　　因：血の流れが滞る。
形体特徴：中肉中背または痩せ型。
精神状態：性格は内向的で煩躁がある。イライラして落ち着かない、健忘。
顔　　　色：暗い。
症　　　状：肌の乾燥、目の周囲の色が黒い、あざが出やすい、シミがある、痛み、腫塊、小腹部が硬く張っている。
婦　　　人：月経が遅れる。出血量が少なく血色は黒く塊がある。月経痛、不妊症。
大 小 便：大便は黒っぽい。小便は順調。
舌 ・ 脈：舌色紫暗で瘀点がある、舌下静脈が拡張して紫暗色。脈細渋。

体質に合わせた食生活と養生のすすめ

1）気虚質

立　　　法：補気
推奨食材：ローヤルゼリー　蜂蜜　飴糖　隠元豆　扁豆　ささげ　白豆　椎茸
　　　　　霊芝　栗　じゃが芋　かぼちゃ　さつま芋　燕麦　粳米　もち米
　　　　　鮫　たら　いわし　かつお　なまず　石持　まながつお　すずき
　　　　　さば　たちうお　うなぎ　どじょう　たうなぎ
　　　　　牛肉　豚の骨・胃袋・腎臓　鶏肉
推奨中薬：西洋参　紅景天　白朮　黄耆　吉林人参　党参　太子参　山薬　甘草

　　　　　　　　大棗

　方　　剤：四君子湯：人参・白朮・茯苓各9g、炙甘草6g

　　　　　　　参苓白朮散：人参・白朮・茯苓・山薬・甘草各1000g、白扁豆750g、

　　　　　　　　　　　　　蓮子・薏苡仁・砂仁・桔梗各500g

　　　　　　　また、補肺湯も用いられる。

　注意するもの：なま物、脂もの、大根、ごぼうなど

2）陽虚質

　立　　法：補陽

　推奨食材：えび　なまこ　いわな　羊肉　鹿肉　鹿茸　すずめ　くるみ

　推奨中薬：鹿茸　紫河車　蛤蚧　冬虫夏草　巴戟天　肉蓯蓉　淫羊藿　仙茅

　　　　　　補骨脂　杜仲　続断　益智仁　菟絲子

　方　　剤：金匱腎気丸：附子・桂枝各30g、乾地黄240g、

　　　　　　　　　　　　山茱萸・山薬各120g、沢瀉・茯苓・牡丹皮各90g

　　　　　　　理中丸：乾姜・人参・白朮・炙甘草各90g

　注意するもの：苦瓜、冬瓜、セロリ、豆腐、梨、りんご、すいか、緑茶、

　　　　　　　　なま物、脂ものなど

3）血虚質

　立　　法：養血

　推奨食材：人参　ほうれん草　落花生　龍眼肉　葡萄　茘枝

　　　　　　豚のレバー・ハツ　豚足　いか　たこ　赤貝

　推奨中薬：当帰　熟地黄　何首烏　白芍　阿膠

　方　　剤：当帰補血湯：黄耆30g、当帰6g

　　　　　　　四物湯：熟地黄12g、当帰・白芍各9g、川芎6g

　　　　　　　帰脾湯：人参6g、黄耆・竜眼肉・白朮・当帰・白茯苓・酸棗仁・

　　　　　　　　　　　遠志各3g、木香1.5g、炙甘草1g

　　　　　　　八珍湯：人参・熟地黄・白朮・茯苓・当帰・白芍・川芎・炙甘草各30g

　　　　　　　また、十全大補湯、人参養栄湯も用いられる。

　注意するもの：苦瓜、冬瓜、セロリ、豆腐、梨、りんご、すいか、緑茶、肉桂、

　　　　　　　　乾姜、唐辛子、胡椒、なま物など

4）陰虚質

　立　　法：滋陰

　推奨食材：いちご　アスパラガス　銀耳　松の実　黒胡麻　白胡麻　烏骨鶏

　　　　　　家鴨肉　玉子　豚肉　牛乳　チーズ　亀肉　スッポン　あわび

　　　　　　牡蛎　マテ貝　ムール貝　ほたて貝

推奨中薬：亀板　鼈甲　百合　枸杞子　桑椹　女貞子　石斛　沙参　玉竹　黄精

　　　　　麦門冬　天門冬

方　　剤：六味地黄丸：熟地黄24g、山茱萸・山薬各12g、

　　　　　　　　　　　沢瀉・牡丹皮・茯苓各9g

　　　　　百合固金湯：百合15g、生地黄12g、

　　　　　　　　　　　熟地黄・玄参・当帰・芍薬・麦門冬各9g、貝母・桔梗各6g、

　　　　　　　　　　　生甘草3g

　　　　　天王補心丸：生地黄120g、

　　　　　　　　　　　当帰・五味子・麦門冬・天門冬・柏子仁・酸棗仁各30g、

　　　　　　　　　　　人参・茯苓・遠志・玄参・丹参・桔梗各15g

　　　　　一貫煎：生地黄18〜30g、枸杞子9〜18g、

　　　　　　　　　北沙参・麦門冬・当帰各9g、川楝子4.5g

　　　　　また、慎柔養真湯も用いられる。

注意するもの：ねぎ、生姜、ニンニク、にら、薤白、唐辛子、鶏肉、羊肉、

　　　　　　　肉桂、乾姜・胡椒など

5) 陽盛質

立　　法：清熱

推奨食材：粟　キビ　小麦　大麦　セロリ　水菜　白菜　マコモ　苦瓜

　　　　　きゅうり　トマト　ズッキーニ　豆腐　湯葉　メロン　すいか

　　　　　バナナ　キウイフルーツ　りんご　マンゴー　かに

推奨中薬：菊花　苦丁茶　夏枯草　天花粉　山梔子　生地黄　牡丹皮　地骨皮

　　　　　金銀花　馬歯莧　緑豆　板藍根　敗醤草　青果　魚腥草　蒲公英

方　　剤：麻子仁丸：麻子仁・大黄各500g、芍薬・枳実・厚朴・杏仁各250g

　　　　　丹梔逍遥散：炙甘草15g、当帰・茯苓・白芍・白朮・柴胡各30g、

　　　　　　　　　　　煨姜・薄荷少量

　　　　　導赤散：生地黄・木通・竹葉・甘草各6g

　　　　　黄連解毒湯：黄連9g、黄芩・黄柏各6g、山梔子9g

　　　　　清胃散：黄連・生地黄・当帰各6g、牡丹皮・升麻各9g

　　　　　また、潤腸丸も用いられる。

注意するもの：唐辛子、生姜、ねぎ、牛肉、鶏肉、羊肉、鹿肉、酒など

6）痰湿質

立　　法：袪痰

推奨食材：のり　昆布　海藻　くらげ　あさり　黒くわい　里芋　たけのこ
　　　　　ヘチマ　春菊　芥子菜　白芥子　豆乳　豚の肺臓

推奨中薬：旋覆花　栝楼　貝母　竹筎　海蛤殻　瓦楞子　海浮石　胖大海
　　　　　冬瓜子　海藻　昆布　桔梗　莱菔子

方　　剤：二陳湯：半夏・橘紅各15g、茯苓9g、炙甘草4.5g
　　　　　六君子湯：人参・白朮・茯苓各9g、炙甘草6g、半夏4.5g、陳皮3g
　　　　　香砂六君子湯：人参・白朮・茯苓各9g、炙甘草6g、
　　　　　　　　　　　　陳皮・木香各2g、半夏3g、砂仁2.5g

注意するもの：脂っこいもの、酒、食べ過ぎないなど

7）気鬱質

立　　法：理気

推奨食材：そば　玉葱　薤白　えんどう豆　刀豆　みかん　きんかん
　　　　　オレンジ　ぶんたん　柑橘類の皮　ジャスミン

推奨中薬：枳実　玫瑰花　橘皮　青皮　仏手柑　木香　大腹皮　荔枝核　柿蔕
　　　　　檳榔子　甘松　烏薬　厚朴　香櫞　香附子　緑萼梅

方　　剤：逍遥散：炙甘草15g、当帰・茯苓・白芍・白朮・柴胡各30g、
　　　　　　　　　煨姜・薄荷少量
　　　　　栝楼薤白白酒湯：栝楼・薤白各12g、白酒適量

注意するもの：消化しにくいものなど。

8）血瘀質

立　　法：活血化瘀

推奨食材：ちんげん菜　なす　甜菜　くわい　黒木耳　酢

推奨中薬：川芎　鬱金　姜黄　莪朮　丹参　益母草　紅花　月李花　凌霄花
　　　　　当帰　桃仁

方　　剤：血府逐瘀湯：桃仁12g、紅花・当帰・生地黄・牛膝各9g、
　　　　　　　　　　　赤芍・枳殻・甘草各6g、川芎・桔梗各4.5g、柴胡3g
　　　　　桂枝茯苓丸：桂枝・桃仁・牡丹皮・芍薬・茯苓各9g

注意するもの：苦瓜、冬瓜、セロリ、豆腐、梨、りんご、すいか、柿、緑茶、
　　　　　　　なま物など。

第 1 章のポイント

1. **中医体質学の概念**

    中医体質学とは、中医基礎理論に基づいて分類された各種体質の生理的・病理的な特徴を掘り下げ、疾病の反応状態、病変の性質、進行の傾向について詳らかにし、疾病の予防と治療、養生などについて明らかにする学問である。

2. **体質形成の素因**

    ① 先天的素因：民族的あるいは家族などの遺伝要素、発育過程での素因など

    ② 後天的素因：環境・習慣・食生活、性別・年齢・精神的な素因

3. **中医体質学の基本原理**

    ① 生命過程論

    ② 形神合一論

    ③ 天人合一論

    ④ 禀賦遺伝論

4. **体質の分類と特徴**

    ① 中華中医薬学会の体質分類：平和質・気虚質・陽虚質・陰虚質・痰湿質・湿熱質・瘀血質・気鬱質・特禀質

    ② 推薦できる体質分類：平和質・気虚質・陽虚質・血虚質・陰虚質・陽盛質・痰湿質・気鬱質・血瘀質

第2章 経絡学説

経絡学説とは、人体をめぐる経絡系統の構成・循行分布・生理機能・臨床応用について研究する基礎理論の一つである。それにより人体の生命活動や病理変化を明らかにし、臨床各科の診断と治療の向上をはかるうえで重要な意義をもっている。

　経絡の「経」は**経脈**を、「絡」は**絡脈**を表している。経絡は目で見ることができず触れることもできないために理解しづらい。しかし、病気の予防や治療においては、経絡の理解は必須である。中医学では「医者が経絡を知らないというのは、ロウソクなしに夜道を歩くようなものだ」といわれ、経絡が病気の診断や治療にとってきわめて重要であることを示している。

経絡の概念

　経絡とは「経脈」と「絡脈」の総称である。**経絡は人体構造を構成する重要な要素であり、主に人体中の気血の運行する通り道とされている。**
「経」とは「縦糸」「径路」「道路」、すなわち「直行する幹線」「まっすぐな道」という意味である。経脈は比較的太く大きく、体の深部を上下に縦走する幹線であり、一定の循行経路をもっている。
「絡」には「網」「連絡」という意味がある。絡脈は経脈の支線であり、比較的細く小さく、全身の浅部に網の目のように縦横に走り、交錯している。『霊枢』経脈篇には「十二経脈は分肉の間を伏行し、深くて見えず……諸脈が浮いてつねに見えるのは皆絡脈なり（十二経脈は深い位置にあり体表からは見えないが、絡脈は体表から見える）」とある。

● 経と絡

経絡	線路	部位	走行方向	サイズ	数
経	幹線	深部	上下に縦走	太く大きい	12 + 8 = 20
絡	支線	浅部	網目状に縦横に交錯	細く小さい	多く数え切れない

経絡の機能

　経絡を構成し、経絡の機能活動を維持する最も基本的な物質を「経絡の気」と呼んでいる。経絡の気は元気・宗気・営気・衛気から生成され、精血・陰陽とともに経絡のさまざまな働きのもととなっている。

　『霊枢』経脈篇には「経脈は以て死生を決し、百病を処し、虚実を調え、通じざるべからず……故に鍼灸は微針を以て其の経脈を通じる為で、其の血気を調え、その逆順出入の会を営み、後世に伝えて往かせる」とあるように、鍼灸は中医学の治療法の中でも重要なものの一つとなっている。

　経絡の走行経路とそれに複雑に絡みあう分支によって、人体のすべての組織器官・五臓六腑・四肢百骸・五官九竅はつながりをもち、気血を運行して陰陽を調整し、体の上下・内外・表裏を貫いて、体内のすべての生理機能を調節する働きをもつ。そのことによって人体としての統一性を保っている。

1. 経絡の働き

① 臓腑・器官を連絡し、肢節を疏通する。
② 気血を運行し、陰陽を調和する。
③ 鍼灸やあん摩・体操などの刺激の感応を伝導し、臓腑の虚実を調整する。
④ 病邪を伝送し、病状を反映する。

2. 経絡と臨床

1）経絡弁証

　経絡の循行経路が疾病症候の反映する部位と関わることに基づいて行われる弁証法。

2）循経考穴

　経絡の循行に従って経穴の正確な位置と数などを考証すること。

3）子午流注

　経絡における気血の運行は時間と関係が深い。鍼灸・中薬治療で、治療の効果を求める時間帯に関わる経絡を知り、適切な経穴・中薬を用いること。

4）中薬帰経

　中薬が一定の臓腑や経絡に選択的に運ばれて、その部分に治療効果をもたらす

性質のこと。このような性質をもつ中薬を「引経薬（いんけいやく）」と呼び、ほかの中薬の薬効を病変部や特定の経脈に到達させる中薬をいう。

● 中薬帰経の例

臓腑	帰経薬	上昇薬※	下降薬※
肺	白芷・升麻・葱白		
大腸		葛根・升麻	白芷・石膏
胃		葛根・升麻・白芷	石膏
脾	升麻・白芍（酒浸）		
心	独活・細辛		
小腸・膀胱		藁本・羌活	黄柏
腎	独活・肉桂・塩・酒		
心包絡・三焦・胆・肝		柴胡・川芎	青皮

※上昇薬：薬効を上部へ送る。
　下降薬：薬効を下部へ送る。

経絡の構成

　先人の経絡に対する認識は、解剖を主としたものではなく、鍼灸やあん摩、気功などの臨床治療によってある法則性を見出し、ある程度の解剖知識と結びつけて描写したものと考えられる。

1. 経絡の組成

経絡の組成について次の表にまとめた。

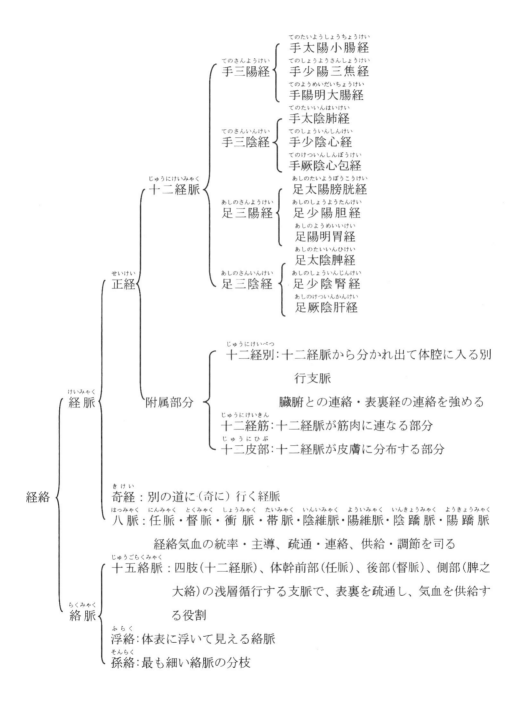

2. 十二経脈

十二経脈とは、臓腑と直接連結する十二の経脈を指す。五臓と心包に属する経脈を陰経といい、六腑に属する経脈を陽経という。各経脈に属する臓腑の名称と陰陽の属性から命名されており、合わせて十二経脈となる。

● 十二経脈の名称と体表分布

手三陽経		手三陰経		足三陽経		足三陰経	
手太陽小腸経	頭面部側面・正面、肩甲部、上肢外側後縁	手少陰心経	腋窩部、上肢内側後縁	足太陽膀胱経	頭面部頭頂、背腰部、下肢外側	足少陰腎経	胸腹部、下肢内側後縁
手少陽三焦経	頭面部側面、肩甲部、上肢外側中縁	手厥陰心包経	腋窩部、上肢内側中縁	足少陽胆経	頭面部側面、脇肋部、下肢外側	足厥陰肝経	胸腹部、脇肋部、下肢内側中縁
手陽明大腸経	頭面部正面、肩甲部、上肢外側前縁	手太陰肺経	腋窩部、上肢内側前縁	足陽明胃経	頭面部正面、胸腹部、下肢外側	足太陰脾経	胸腹部、下肢内側前縁

交叉現象：内踝の高点からその上8寸のところで、足太陰脾経と足厥陰肝経は交叉して走行する。すなわち足厥陰肝経が反って下肢の内側前縁を走行し、足太陰脾経が下肢の内側中縁を走行する、一般の規則には合わない現象のこと。

3. 十二経脈の主な走行

　十二経脈の走行：『霊枢』逆順肥痩篇では「手の三陰は臓（胸腹）から手に走り、手の三陽は手から頭に走る。足の三陽は頭から足に走り、足の三陰は足から腹に走る」とある。

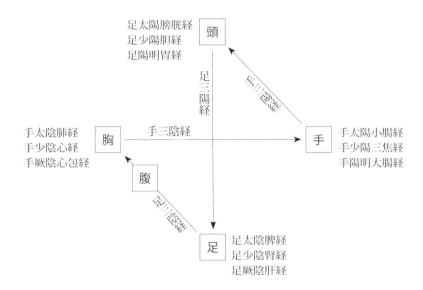

4. 十二経脈の連結
　① 陰経と陽経は手、あるいは足で交会する。
　② 陽経と陽経は頭で交会する。
　③ 陰経と陰経は胸と腹で交会する。
　④ 手の三陽は頭部で終わり、足の三陽は頭部から起こっているように、頭部で手足のすべての陽経が交会するため「頭は諸陽の会」という。

5. 十二経脈の特徴
　① 一定の分布規則がある。
　② 内では臓腑に属し、外では肢節に絡む。
　③ 表裏臓腑との間に「絡属（絡は連絡、属は所属のこと）」関係がある。
　④ 特有の病証がある。
　⑤ 体表に経穴が分布している。

6. 十二経脈の陰陽・表裏・絡属関係

手足三陰	絡　　属		手足三陽
手太陰肺経	肺に属し大腸に絡む	大腸に属し肺に絡む	手陽明大腸経
足太陰脾経	脾に属し胃に絡む	胃に属し脾に絡む	足陽明胃経
手少陰心経	心に属し小腸に絡む	小腸に属し心に絡む	手太陽小腸経
足少陰腎経	腎に属し膀胱に絡む	膀胱に属し腎に絡む	足太陽膀胱経
手厥陰心包経	心包に属し三焦に絡む	三焦に属し心包に絡む	手少陽三焦経
足厥陰肝経	肝に属し胆に絡む	胆に属し肝に絡む	足少陽胆経

絡脈

　絡脈とは、経脈から別れて縦横・斜行する支脈で、そのほとんどは体表に分布している。

1. 絡脈の分類

1）十五絡脈

　十五大絡とも呼ばれている。その中には「十二経脈」の支流である「十二絡脈」があり、ほかに胸脇部の経気を疏通する「脾の大絡」、後背部や頭部の諸陽経の経気を疏通する督脈の絡脈、腹部の諸陰経の経気を疏通する任脈の絡脈がある。

2）浮絡（ふらく）

　皮膚表面に浮いたように見える絡脈。

3）孫絡（そんらく）

　細かく切れ切れに見える絡脈。

2. 作用

　絡脈の主な働きは表裏両経の連絡を強めることにある。そのため表裏両経にわたる病証の治療には絡穴をよく取る。

奇経八脈

1. 分類

奇経八脈(きけいはちみゃく)とは任脈(にんみゃく)・督脈(とくみゃく)・衝脈(しょうみゃく)・帯脈(たいみゃく)・陰維脈(いんいみゃく)・陽維脈(よういみゃく)・陰蹻脈(いんきょうみゃく)・陽蹻脈(ようきょうみゃく)の総称である。

奇経の「奇」とは奇数の奇のことであり、これは偶数に対する概念である。すなわち、奇とは一対になっていないという意味で、奇経八脈には十二経脈のような陰陽表裏という配属関係がないことを表している。

● 十二経脈と奇経八脈

経絡	臓腑との絡属関係	陰陽表裏の配属関係	所属する経穴の有無
十二経脈	あり	あり	あり
奇経八脈	なし	なし	督脈・任脈以外はなし

2. 作用

1) 疏通連絡(そつう)

奇経八脈のほとんどは十二経脈から分かれ出て、その循行・分布する過程でほかの経脈と交会(こうえ)して、経絡間の関係を連結し、維持している。また、脳・髄・女子胞・腎などの臓腑と組織に密接な関係をもっている。

2) 統率管理(とうそつ)

督脈は「陽脈の海」、任脈は「陰脈の海」、衝脈は「十二経脈の海」などと呼ばれ、経絡を統率する働きをもつ。

3) 灌漑調節作用(かんがい)

奇経八脈は十二経脈の間を縦横に交錯して循行しているため、十二経脈と臓腑の気血が旺盛になり、その余った気血は奇経八脈に蓄えられる。また十二経脈の需要に応じて、奇経八脈は気血を通し供給する。

＊十二経脈と督脈・任脈を合わせて、**十四正経**という呼び方もよく使われている。

十四正経の流注

1. 十二経脈の流注

　流注とは、十二経脈に気血が流れ注がれていること。その流注の順序については、下の図のように肺からスタートし、肝経にまでいたっている。『霊枢』営衛生会篇には「陰陽相貫いて、環ること端無きが如し」と記されている。

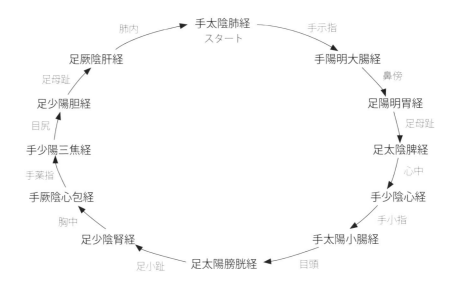

2. 十四正経の流注

十二経脈と督脈・任脈の流注順序は次の図で説明する。

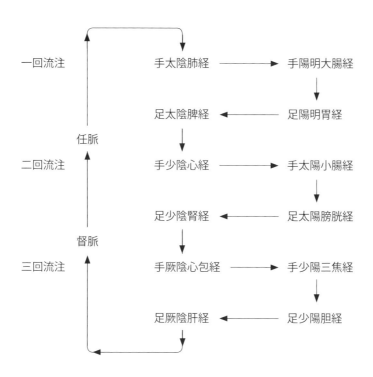

経絡の分布

『霊枢』経脈篇に記載されている経絡を説明する。

1. 手太陰肺経

生理機能：呼吸や体内の水分調節・皮膚の働きに関係し、病変は鼻に現れやすい。

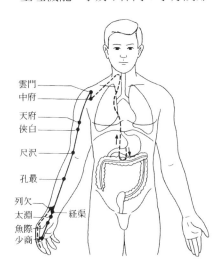

〔原文〕肺、手太陰之脈、起於中焦、下絡大腸、還循胃口、上膈属肺、従肺系横出腋下、下循臑内、行少陰心主之前、下肘中、循臂内上骨下廉、入寸口、上魚、循魚際、出大指之端、其支者、従腕後直出次指内廉出其端。

〔和文〕手太陰肺経は中焦の中脘から始まり下って大腸に絡み、還って胃口（噴門）を循り、横隔膜を上って肺に属する。肺系から腋下へと横に出る。上腕の内側前縁を循り、少陰心経の前を行き、肘窩中を下って前腕の内側前縁を循り、寸口に入り魚際を上り循り、直ちに拇指の橈骨側の端にいたる。

① 分支：腕後の列缺から直行して食指の橈骨側の端の商陽にいたる。手陽明大腸経に連なる。

② 経穴：左右それぞれ十一穴。

③ 経絡の症状：上腕部の麻痺や疼痛・冷え、背部の疼痛、鼻づまり、臭覚異常、手心発熱

④ 臓腑の症状：咳・喘息などの呼吸器疾患、胸部脹満、肩頸やのどの疼痛、悪寒発熱、皮膚の乾燥や湿疹

⑤ 主治：咳喘、喀血、咽喉痛など。

⑥ ポイント
  (1) 肺経は中焦（胃のあたり）より起こり、一旦大腸まで下り、めぐって肺臓のほうに上がってくる。
  (2) 肺から肩へ。
  (3) 腕の内側を下り、親指の先まで行く。

2. 手陽明大腸経

生理機能：食べ物のカスを水分と固形物にわけ、固形物を便として排泄する。

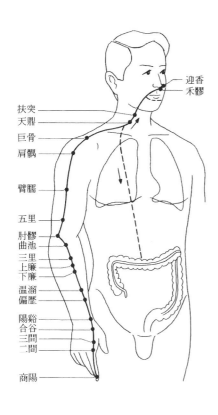

〔原文〕大腸、手陽明之脈、起於大指次指之端、循指上廉、出合谷両骨之間、上入両筋之中、循臂上廉、入肘外廉、上臑外前廉、上肩、出骨之前廉、上出於柱骨之会上、下入缺盆、絡肺、下膈、属大腸。其支者、従缺盆上頸貫頬、入下歯中、還出挟口、交人中、左之右、右之左、上挟鼻孔。

〔和文〕手陽明大腸経は、食指の橈骨側端の商陽から起こり、合谷を経て前腕外側の前縁、肘の外側の曲池、上腕外側の前縁を行き、肩関節の前縁にいたり、後ろに向かって大椎を経て再び前に戻って鎖骨上窩の缺盆に入り、胸腔に入って肺に絡み、横隔膜を貫いて下行して大腸に属す。

① 分支：缺盆より上行して頸部を経て面頬にいたり、下歯の中に入り、返り出て口角を挟み、左右の経脈が人中で交叉して対側の鼻翼の傍らの迎香にいたり、足陽明胃経に交わる。

② 経穴：左右それぞれ二十穴。

③ 経絡の症状：歯痛・頸部の脹痛、上腕部の疼痛、のどの腫れ、鼻水、鼻血

④ 臓腑の症状：のどの渇き・痛み、鼻づまり、鼻水、鼻血、肩こり、上腕部の疼痛、食指の痛み、下痢、便秘

⑤ 主治：頭面、胃腸、神志（精神神経）、皮膚および発熱などの疾患。

⑥ ポイント

（1）食指から肘へ上る。

（2）肩まで上り、鼻にいたる。

（3）缺盆から二手に分かれる。大腸と顔面部へ向かう。

3. 足陽明胃経

生理機能：食物を受け入れ消化し、小腸へ送る。食物の消化・吸収は脾と共同で行う。

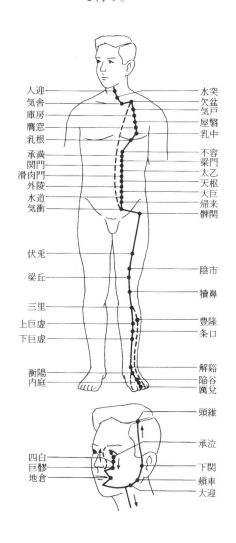

〔原文〕胃、足陽明之脈、起於鼻之交頞中、旁納太陽之脈、下循鼻外、入上歯中、還出挟口環唇、下交承漿、却循頤後下廉、出大迎、循頬車、上耳前、過客主人、循髪際至額顱；其支者、従大迎前下人迎、循喉嚨入缺盆、下膈、属胃絡脾；其直者、従缺盆下乳内廉、下挟臍、入気街中；其支者、起於胃口、下循腹裏、下至気街中而合、以下髀関、抵伏兎、下膝臏中、下循脛外廉、下足跗、入中趾内間（次趾外間）；其支者、下膝三寸而別、下入中趾外間；其支者、別跗上、入大趾間、出其端。

〔和文〕足陽明胃経は、鼻翼の傍らの迎香に起こり、鼻の両側に沿って上行し、左右の経脈は鼻根部に交わって内眼角に入り、足太陽経と相交わり、下に向かって鼻柱の外側の承泣に沿って上歯の中に入り、返り出て口角を挟み、唇をめぐり下の頤唇溝に左右の経脈が相交わり、引き返して下顎骨の下縁に沿って大迎を出て頬車に沿って耳前に上り、陥凹部の客主人を経過し、髪際に従って額角にいたる。

① 分支一：大迎の前方から下行して人迎にいたり咽喉に沿って、下に向かって、後ろの大椎にいたり、戻って缺盆に入り、胸腔に進入して、下行して横隔膜を貫いて胃に属し、脾に絡む。

直行する経脈：缺盆から体表に出て乳頭線に沿って下行し、臍の両側を挟み、下行して鼠径部にいたる。

分支二：胃の下口（幽門）から腹腔内に沿って鼠径部の気衝に入り、直行する経脈と合流して大腿の前面を下行し、膝蓋骨の外側を経て脛骨の前縁の足三里に沿って足背にいたり、足の第二趾の外側端の歴兌に入る。

　　分支三：膝下3寸のところから別れ出て下行し中趾外側端に入る。

　　分支四：足背の上から別れ出て前行して大趾の内側端の隠白に入り、足太陰脾経に交わる。

② 経穴：左右それぞれ四十五穴。

③ 経絡の症状：歯肉の腫れ、頸部の腫脹、上腹部痛、下肢の冷え、麻痺、だるさ、膝の腫痛、乳房の脹痛、足背の疼痛

④ 臓腑の症状：嘔吐、げっぷ、しゃっくり、発熱、汗かき、鼻水、鼻血、口内炎、のどの痛み、飢餓感、消化不良、食欲不振、胸腹部の脹満や痛み、腹水、尿が黄色

⑤ 主治：胃腸、血液、神志（精神神経）、頭面、皮膚、発熱、および経脈の循行路線の疾患

⑥ ポイント

　（1）鼻の両側（目のすぐ下）より始まり、胸腹部を下る。

　（2）足を下り、第2趾の先まで行く。

4. 足太陰脾経

生理機能：食べ物を消化・吸収して栄養を全身に送り、水分を調節する。特に筋肉の栄養に関係し、血が脈管外に漏れ出ないように働く。病変は口や唇に現れやすい。

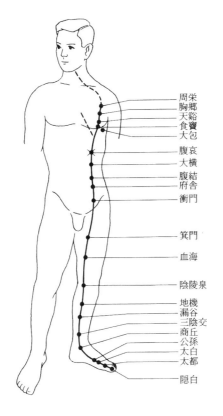

〔原文〕脾、足太陰之脈、起於大趾之端、循趾内側白肉際、過核骨後、上内踝前廉、上腨内、循脛骨後、交出厥陰之前、上循膝股内前廉、入腹、属脾、絡胃、上膈、挾咽、連舌本、散舌下。其支者、復従胃別上膈、注心中。

〔和文〕足の太陰脾経は、母趾内側端の隠白に起こり、内側の赤白肉際に沿って上行し内踝の前を行く。下腿内側の中線、脛骨後縁を上行して、内踝の上8寸のところで足の厥陰肝経の前に交わり出て、膝関節と大腿内側前縁に沿って上行し、腹腔の中に入り脾に属し胃に絡む。上に向かって横隔膜を貫き、上の咽喉を挾み、舌本に連なり、舌下に散ずる。

① 分支：再び胃より別れ出て上行して横隔膜を貫いて心中に注入し手少陰心経に交わる。
② 経穴：左右それぞれ二十一穴。
③ 経絡の症状：舌根の疼痛、下肢内側の冷え・疼痛・脹れ、むくみ、足の母趾の疼痛・活動不利、だるさ
④ 臓腑の症状：食欲不振、疲れ、無力感、睡眠が浅い、胃脘部の疼痛・脹満、痩せ、めまい、内臓下垂、下痢、排尿困難、月経不順、不正出血
⑤ 主治：脾胃、産婦人科・生殖器系、血液疾患、および経脈循行路線の疾患。
⑥ ポイント
　（1）足の母趾から発し、内側を上る。
　（2）腹と胸を上り、脾に属す。

5. 手少陰心経

生理機能：血液の流れや精神活動に関係し、病変は舌に現れやすい。

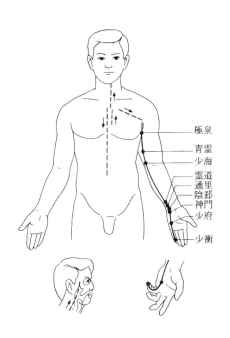

〔原文〕心、手少陰之脈、起於心中、出属心系、下膈絡小腸。其支者、従心系上挟咽、繋目系。其直者、復従心系却上肺、下出腋下、下循臑内後廉、行太陰心主之後、下肘内、循臂内後廉、抵掌後鋭骨之端、入掌内後廉、循小指之内出其端。

〔和文〕手少陰心経は、心中から起こり走り出た後、心系に属し下に向かい、横隔膜を貫いて小腸に絡む。

① 分支：心系より分かれ出て、咽喉を挟んで上行し、目系につながる。

　直行する経脈：再び心系より出て肺を上行して腋下の極泉から体表へ出る。上肢の内側の後縁に沿って肘中を通り尺骨の茎状突起を経て掌の中に入る。小指の橈骨側に沿い、その端の少衝で終わり、次の手太陽小腸経に交わる。

② 経穴：左右それぞれ九穴。

③ 経絡の症状：上腕部内側の冷え・痺れ・疼痛、手心発熱

④ 臓腑の症状：顔色がすぐれない、のどの渇き、胸脇部の疼痛、心前区の疼痛、心悸(しんき)、健忘、不眠、煩躁、意識障害

⑤ 主治：神志病・血証・四肢痒瘡など心に係る疾患。

⑥ ポイント

　(1) 心中に起こり出て、腋へ向かう。

　(2) 腋の下から肘を通り、小指の先まで。

　(3) 心中から分かれて小腸とつながるルート、咽喉から目系につながるルート、経穴上のルートがある。

6. 手太陽小腸経

生理機能：胃で消化された食べ物を受けて、栄養分とカスにわける。心との関係が深い。

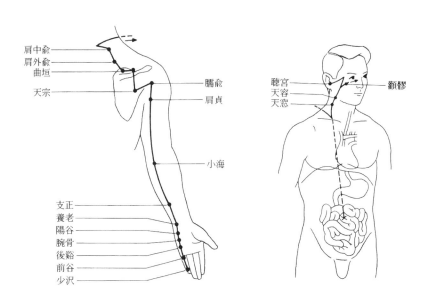

〔原文〕小腸、手太陽之脈、起於小指之端、循手外側、上腕、出踝中、直上循臂骨下廉、出肘内側両筋之間、上循臑外後廉、出肩解、繞肩胛、交肩上、入缺盆、絡心、循咽下膈、抵胃、属小腸。其支者、従缺盆循頸上頬、至目鋭眥、却入耳中；其支者、別頬上、抵鼻、至目内眥、斜絡於顴。

〔和文〕手太陽小腸経は、小指の外側端の少沢に起こり、手背および上肢外側後縁に沿って肘を通り肩関節の後ろにいたる。肩甲骨を廻り肩上の大椎に交わり、前の缺盆に入る。体腔に深く入り心に絡み、咽喉に沿って下に向かい、横隔膜を貫き胃にいたって小腸に属する。

① 分支一：缺盆より頸に沿い、面頬に上行して、外眼角にいたり、退行して耳中に入る。

　分支二：面頬より別れ出て、目の下に上行して、鼻根に到着して、内眼角にいたって、足太陽膀胱経に交わる。

② 経穴：左右それぞれ十九穴。

③ 経絡の症状：難聴、耳鳴り、視力低下、のどの腫痛、顔・頸部の腫脹、上腕部尺骨側の疼痛、肩こり、肩甲骨の痛み

④ 臓腑の症状：下腹部の痛み、下痢、尿量が少なく色が濃い
⑤ 主治：神志病、津液病、癰腫瘡毒（急性・化膿性の皮膚病）、熱性病、頭面などの小腸に係る疾患、および経脈の循行路線の疾患。
⑥ ポイント
（1）小指から腕の外側を上る。
（2）肩から背中に周り、耳の横まで。

7. 足太陽膀胱経

生理機能：五臓六腑を連携する。尿を溜め排泄する。腎との関係が深い。

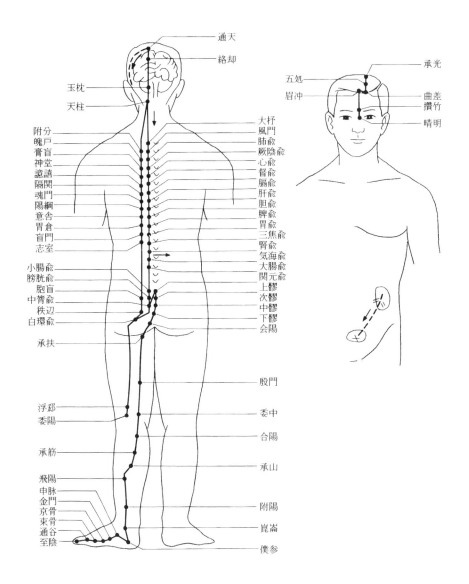

〔原文〕膀胱、足太陽之脈、起於目内眥、上額交巓。其支者、従巓至耳上角。其直者、従巓入絡脳、還出別下項、循肩髆内、挟脊抵腰中、入循膂、絡腎、属膀胱。其支者、従腰中下挟脊、貫臀入膕中。其支者、従髆内左右、別下貫胛、挟脊内、過髀枢、循髀外、従後廉下合膕中、以下貫踹内、出外踝之後、循京骨至小指外側。

〔和文〕足太陽膀胱経は、内眼角の睛明に起こり、上に向かって額部に上り、頭頂部の百会に左右交会する。

① 分支一：頭頂部より分かれ出て耳の上角部にいたる。
　直行する経脈：頭頂部より頭蓋腔に入り脳に絡み、返り出て別れて項部の天柱に下行し大椎に交会する。再び左右に別れ肩甲内側脊柱より1.5寸に沿って下行し腰部の腎兪にいたって脊柱両側の筋肉に入り、深く腹腔に入り腎に絡み、膀胱に属する。
　分支二：腰部より分かれ出て脊柱両側を挟んで下行し、臀部を貫いて大腿部後側の正中線に沿って下行して膝窩の委中にいたる。
　分支三：項部から分かれ出て下行し肩甲内側を通って附分より脊柱より3寸を挟んで下行し股関節にいたる。大腿後側の正中を経て膝窩の委中にいたり、前の分枝と合流して下行し腓腹筋を貫き、外踝の後ろに出て足背外側縁に沿って小趾の外側端の至陰にいたり足少陰腎経に交わる。
② 経穴：左右それぞれ六十七穴。
③ 経絡の症状：頭の重い痛み、目の疲れ・痛み、肩こり、背中・足腰の痛み、歩行困難、てんかん、足小指の疼痛、痔
④ 臓腑の症状：精神不安、てんかん、視力低下、涙が出る、鼻づまり、鼻血、排尿障害
⑤ 主治：臓腑疾患、頭面部疾患、筋肉疾患、痔疾、および膀胱疾患など。
⑥ ポイント
　（1）膀胱経には67の経穴があり、十二経絡の中で最も多い。
　（2）目の内側から頭に上り、頸部へつながる。
　（3）背中を二重に下り、腰へつながる。膝の裏で合流し、足の小指まで下る。

8. 足少陰腎経

生理機能：精気を貯蔵し、水液代謝や呼吸を調節している。脳・骨髄・毛・耳・尿道・肛門との関係が深い。

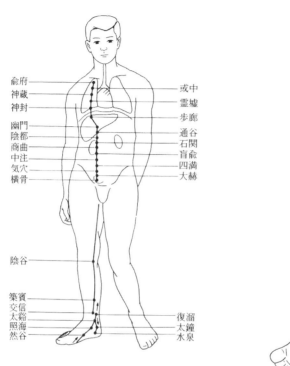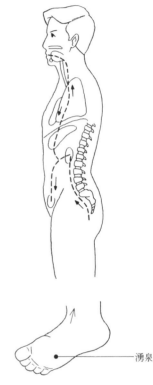

〔原文〕腎、足少陰之脈、起於小趾之下、邪走足心、出於然骨之下、循内踝之後、別入跟中、以上踹内、出膕内廉、上股内後廉、貫脊属腎、絡膀胱。其直者、従腎上貫肝膈、入肺中、循喉嚨、挟舌本。其支者、従肺出絡心、注胸中。

〔和文〕足少陰腎経は、足の小趾の下に起こり、斜めに足裏の湧泉に行き、舟状骨粗面の下に出て行き、内踝の後ろに沿い、別れ出て踵に入る。上に向かって下腿部内側の後縁に沿い、膝窩の内側にいたり、大腿部内側の後縁に上り、脊柱中に貫いて腎に属し膀胱に絡む。

① 分支一：肺中より別れ出て、心を絡み、胸中に注ぎ、手厥陰心包経に交わる。
　　直行する経脈：腎より上行して肝と横隔膜を貫いて肺中に入り、咽喉に沿い、舌本を挟む。
② 経穴：左右それぞれ二十七穴。
③ 経絡の症状：足裏の発熱感、横になりたくなる、下肢の裏側・脊柱の痛み、

冷え、麻痺、だるさなど
④ 臓腑の症状：口中の発熱感、口渇（こうかつ）、息切れ、咳、痰、呼吸困難、健忘、耳鳴り、難聴、歯がぐらつくあるいは抜ける、物がはっきりと見えない、恐怖感、浮腫、下痢、発育障害、インポテンツ、遺精、不妊症
⑤ 主治：腎臓と膀胱の疾患、肺・心・肝・脾の疾患。
⑥ ポイント
　（1）足の裏から、足の内側を上る。
　（2）下腹から胸を上り、鎖骨まで行く。

9. 手厥陰心包経

生理機能：心を保護し、心に変わって邪を受ける。

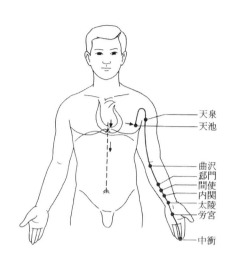

〔原文〕心主、手厥陰心包絡之脈、起於胸中、出属心包絡、下膈、歴絡三焦。其支者、循胸出脇、下腋三寸、上抵腋下、循臑内、行太陰少陰之間、入肘中、下臂、行両筋之間、入掌中、循中指、出其端；其支者、別掌中、循小指次指出其端。

〔和文〕手厥陰心包経は、胸中より出て心包絡に属し、下の横隔膜を貫いて三焦に順に絡む。

① 分支一：胸中より出て胸に沿って脇部に出て腋下3寸の天池から浅く出て上の腋窩にいたり、上肢内側の中線に沿って肘中に入り、前腕の橈骨側手根屈筋腱と長掌筋腱の間を行き、内関を通り、掌中に入り、中指橈骨側に沿ってその端の中衝にいたる。

　分支二：掌中より分かれ出て薬指に沿い、その尺骨側端（関衝）にいたって手少陽三焦経に交わる。

② 経穴：左右それぞれ九穴。

③ 経絡の症状：胸脇部の腫脹、上腕部の疼痛・痙攣、手心発熱

④ 臓腑の症状：顔が赤い、精神不安、健忘、煩躁、不眠、心悸、笑いが止まらない、意識障害

⑤ 主治：神志病、疼痛、痒瘡と胃痛などの疾患。

⑥ ポイント

　（1）胸を出て、腕の内側を下り、中指の先までつづく。

10. 手少陽三焦経

生理機能：水分代謝を調整する。心包と関係が深い。

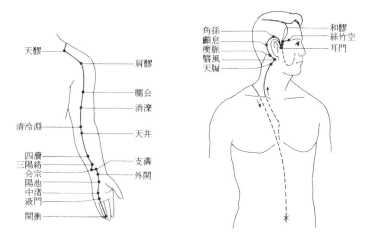

〔原文〕三焦、手少陽之脈、起於小指次指之端、上出両指之間、循手表腕、出臂外両骨之間、上貫肘、循臑外、上肩而交出足少陽之後、入缺盆、布膻中、散絡心包、下膈、循属三焦；其支者、從膻中上出缺盆、上項系耳後、直上出耳上角、以屈下頬至。其支者、從耳後、入耳中、出走耳前、過客主人前、交頬至目鋭眥。

〔和文〕手少陽三焦経は、薬指の尺骨側端の関衝に起こり、薬指の尺骨側に沿って手背にいたる。尺骨と橈骨の間を上行して肘頭を貫いて上腕部外側の中線に沿って肩に上る。足少陽経の後ろに出て、前の缺盆に入り、膻中に広げて心包に散じて絡み、横隔膜を突き抜け、順に三焦に属す。

① 分支一：膻中より上行して缺盆に出て、項部に上って左右が大椎に交叉し、耳の後ろに沿い、直上して耳の上角に出て、耳前に廻って下の面頬に下りて眼窩の下にいたる。

　　分支二：耳の後ろより耳の中に入り出て、耳の前に走り、客主人の前を過ごし、面頬で前の分枝と交わり、外眼角の瞳子髎にいたり足少陽胆経に交わる。

② 経穴：左右それぞれ二十三穴。
③ 経絡の症状：耳鳴り、難聴、のどの腫痛、目尻の痛み、顔面の腫痛、耳部の疼痛、肩こり、上腕部・小指の疼痛、活動不利
④ 臓腑の症状：のどの腫れ、多汗、腹脹、浮腫、排尿困難
⑤ 主治：頭面部疾患、神志病、発熱などの疾患。
⑥ ポイント
　（1）薬指から出て、腕の外側を上る。
　（2）肩から大椎へ、耳を巡り、目に達する。

11. 足少陽胆経

生理機能：胆汁を貯蔵する。決断をくだす。肝との関係が深い。

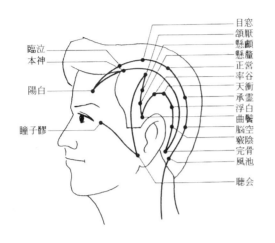

〔原文〕胆、足少陽之脈、起於目鋭眥、上抵頭角、下耳後、循頸行手少陽之前、至肩上却交出手少陽之後、入缺盆；其支者、従耳後入耳中、出走耳前、至目鋭眥後；其支者、別鋭眥、下大迎、合於手少陽、抵於、下加頬車、下頸、合缺盆、以下胸中、貫膈、絡肝、属胆、循脇裏出気街、繞毛際、横入髀厭中、其直者、従缺盆下腋、循胸過季脇、下合髀厭中、以下循髀陽、出膝外廉、下外輔骨之前、直下抵絶骨之端、下出外踝之前、循足跗上、入小指次指之間。其支者、別跗上、入大指之間、循大指岐骨内、出其端、還貫爪甲、出三毛。

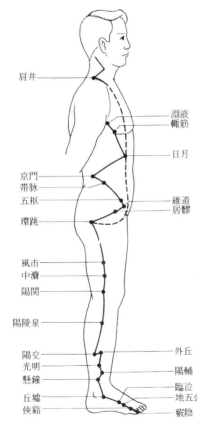

〔和文〕足少陽胆経は、外眼角の瞳子髎から起こり、上って頭角の頷厭にいたり、耳の後ろに下る。引き返して前額を上行して眉の上の陽白にいたり、再び引き返して風池にいたり、頸に沿って下行して手の少陽三焦経の後方からその前を行き、肩の上にいたって手少陽経の後方を行き、左右が大椎で交会してから前方の缺盆に入る。

① 分支一：耳後方より耳の中に入り、出て耳の前方に走り外眼角の後ろにいたる。

分支二：外眼角より分かれ出て大迎に下がり、面頬部に分布する手少陽三焦

経の分枝と合流して眼窩の下に行きいたり、下に向かって下顎角を経て頸部にいたる。缺盆に入り、最初の経脈と合流して胸腔に入って横隔膜を突き抜け、肝に絡み胆に属し、脇裏に沿って気街の体表に出て毛際を巡って、横行して股関節部の環跳にいたる。

直行する経脈：缺盆から腋に下行し、胸の外側に沿って、季肋を通り、環跳に下行して、前の支脈と合流する。大腿部外側と膝関節外縁に沿って、腓骨前面に行き、腓骨下端にいたり外踝の前に浅く出て足背に沿って第四趾の外側端の竅陰に出る。

分支三：足背（足臨泣）から分かれ出て前に行き、大趾の外側端に出て折り返し、爪角を突き抜け、大趾爪角の後方の叢毛に分布し足厥陰肝経に交わる。

② 経穴：左右それぞれ十四穴。

③ 経絡の症状：偏頭痛、目の痛み、鎖骨上部の痛み、脇部の腫脹・痛み、下肢外側・外踝・足4趾の痛みや活動不利

④ 臓腑の症状：口苦、げっぷ、驚きやすい、自汗、不眠、胸脇部の疼痛、ため息が多い

⑤ 主治：頭面部疾患、神志病、産婦人科疾患。

⑥ ポイント

（1）目の外側から出て、頭を巡る。

（2）胸の横を下り、尻から足の4趾までつながる。

12. 足厥陰肝経

生理機能：気血の流れを主り、血を貯蔵する。筋肉や腱に栄養を与える。病変は目や爪に現れやすい。

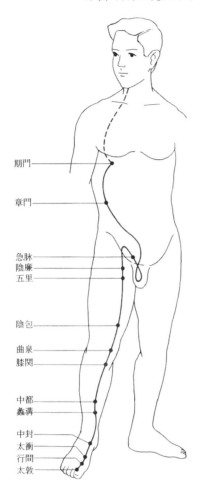

〔原文〕肝、足厥陰之脈、起於大指叢毛之際、上循足跗上廉、去内踝一寸、上踝八寸、交出太陰之後、上膕内廉、循股陰、入毛中、過陰器、抵小腹。挟胃属肝絡胆、上貫膈、布脇肋、循喉嚨之後、上入頏顙、連目系、上出額、与督脈会於巔；其支者、従目系下頬裏、環唇内；其支者、復従肝、別貫膈、上注肺。

〔和文〕足厥陰肝経は、足母趾の爪角の後方叢毛部の大衝から起こり、上に向かって足背に沿って内踝の前1寸の処にいたる。脛骨内側の前縁を上行して内踝の上8寸の処で足太陰脾経の後方に交わり出て膝内側、大腿内側の中線に沿って陰毛中に入り陰器を繞って下腹部にいたり、胃の両側を挟み肝に属し、胆に絡む。上に向かって横隔膜を突き抜け脇肋部に分布し、咽喉の後方に沿って鼻咽部に入る。上行して目系に連接し、額に出て督脈と頭頂部で交会する。

① 分支一：目系より別れ出て下行して頬の裏に行き唇の裏を廻る。

　分支二：再び肝より分かれ出て横隔膜を突き抜け、上行して肺に注ぎ入り、手太陰肺経に交わる。

② 経穴：左右それぞれ十四穴。

③ 経絡の症状：胸腹部の張り・痛み、腰痛、腸ヘルニア、陰部の痛み

④ 臓腑の症状：顔色が悪い、ため息、怒りっぽい、胸の痞悶感、吐き気、嘔吐、のどが渇く、下腹部の痛み、下痢、排尿困難、月経不順

⑤ 主治：肝胆疾患と肝臓に関わる腎・心・脾・肺などの疾患。

⑥ ポイント

　(1) 足の母趾から出て、足の内側を上る。

　(2) 鼠径部、生殖器の周囲を巡り、目に達する。

奇経八脈の分布と効能

奇経八脈の分布と効能について次の表にまとめた。

● 奇経八脈の循環・分布と効能

経絡名	循環・分布	効　能
督脈	胞中から始まり、下へ会陰に出、背中の正中線に沿って腰・背中・頭頂部・頭面部・上唇の奥へ巡行。	①六つの陽経を統率し、陽経の気血を調節する。「陽脈の海」といわれる。 ②脳・髄・腎と密接に関連する。
任脈	胞中から始まり、下へ会陰に出、腹部の正中線に沿って腹・胸・頸へ巡行。	①六つの陰経を統率し、陰経の気血を調節する。「陰脈の海」といわれる。 ②任は「妊」に通じ、月経・妊娠と関わるため、「任主胞胎」ともいわれる。
衝脈	胞中から始まり、足少陰腎経と併行し、唇を回り、督脈・任脈・足陽明胃経に関連する。	①十二経の気血を調節する、「十二経の海」「五臓六腑の海」。 ②月経と妊娠の基本は血のため、広く分布され、「血海」といわれる。
帯脈	脇肋部より始まり、横に腰を回り、帯のように一周する。	①縦に走行する経絡を束ねる。 ②虚弱による下り物の異常排泄を管理する。
陽維脈	外踝の下1寸より始まり、下行する足少陽胆経に沿って上行し、頭部の側面と後頸部で督脈と合流する。	六つの陽経を調節する。
陰維脈	下肢内側三陰交より始まり、足太陰脾経と足厥陰肝経に併行し、咽喉部へ上行し、任脈と合流する。	六つの陰経を調節する。
陽蹻脈	外踝の下から始まり、下行する足太陽膀胱経に沿って上行し、目で陰蹻脈と合流する。	①瞼の開閉を主る。
陰蹻脈	内踝の下より始まり、足少陰腎経に沿って上行し、目で陽蹻脈と合流する。	①肢体の動きを調節する。 ②瞼の開閉を主る。

腧穴概論

腧穴は、先人が医療活動の中で長い歳月をかけて次々に見つけ出したものである。『霊枢』経筋篇の「以痛為腧（痛い処をツボとする）」という記載が最初であり、当時は特定の部位も穴名もなかった。しかしその後の積み重ねによってはじめて「按之快然（押さえて心地よい）」または「駆病迅捷（病気を治すのが早い）」と、ある特殊な部位を「砭石処」と呼ぶようになった。経穴の概念が形成されたのは中国の戦国時代初期（BC.160年頃）といわれている。

『黄帝内経』には腧穴の位置・名称・分経・主治などの記載もあり、腧穴学の形成と発展の土台を築いたといえる。

1. 腧穴の定義

腧穴は、臓腑と経絡の気血が体表に流れ注がれる部位であり、鍼灸・整体で施術する処でもある。腧穴は通称"ツボ"ともいわれている。

腧穴について、『黄帝内経』には「節」（神気が遊行したり出入りしたりする処）、「会」（経脈の気と絡脈の気が出会う処）、「気穴」「気府」（脈気を発する処）、「穴」（孔・隙の意味）、「骨空」（骨の隙間）などと記載されている。また『鍼灸甲乙経』では「孔穴」、『太平聖恵方』では「穴道」「穴位」との記載もある。

2. 経穴数の変化

年代（紀元）	作者	書名	単穴	双穴	総数
春秋戦国 BC475〜221	不詳	黄帝内経	約25	約135	約160
三国・魏 AD256〜260	皇甫謐	鍼灸甲乙経	49	300	349
唐 682	孫思邈	千金翼方			
宋 1026	王惟一	銅人腧穴鍼灸図経	51 霊台 腰陽関	303 膏肓兪 厥陰兪・青霊	354
元 1341	滑伯仁	十四経発揮			
明 1601	楊継洲	鍼灸大成	51	308 眉衝・督兪・気海兪・関元兪・風市	359
清 1817	李学川	鍼灸逢源	52 中枢	309 急脈	361

3. 腧穴の分類

腧穴は経穴・奇穴・阿是穴の３種類に分けられる。

1）経穴

十四経穴に属している腧穴のこと。経穴はまた十四経穴とも呼ばれ、すなわち十二経脈と任脈・督脈の循行部位に分布されるツボを指す。経穴は本経上の病症を主治する腧穴の主体で、合わせて361穴ある。

2）奇穴

十四経穴に属さない腧穴のことで、特別な治療効果があるものを「奇穴」と呼ぶ。また、十四経以外にあるため「経外奇穴」、『霊枢』刺節真邪篇では「奇輸」とも呼ばれている。「奇穴」は阿是穴を基礎として発展してきており、百余りの数がある。

① 有名奇穴：明らかな位置と名称がある奇穴。数は多い。例えば、
- 百労：後の髪の生え際と首を前に曲げた時にできる最大の突起の下のくぼみ（大椎）を３等分し、髪の生え際から1/3で、正中線から外側に１寸。主治は瘰癧、頸部リンパ結核。

- 四縫(しほう)：四指の掌側面近位指節関節の横紋の中心。主治は小児疳積、消化不良、拒食症。

②無名奇穴：明らかな位置はあるが、名称が定まっていない奇穴。数は少ない。

3）阿是穴

十四経穴以外で、十四経との所属関係はないが、固定的な部位と名称がない腧穴のことである。臨床において主に圧痛点、あるいは敏感点を指すため「圧痛点」「不定穴」「天応穴」ともいわれている。「阿是穴」はほとんど病変の周囲に位置するが、遠い部位にあるものもある。

疼痛を治療する場合、「阿是穴」の治療効果のほうが経穴より優れていることが多い。唐代の『千金方』には「阿是法は、人に病があればその部位をこねる方法である。もしそこに当たれば、そこが経穴であろうがなかろうがすぐにだるくて痛む処を得られる。それを阿是と呼び、そこへ灸や刺鍼すれば、いずれも効果がある。そのため阿是穴という」とある。

4．腧穴の治療作用

1）近位治療作用

すべての腧穴は、その位置と近い場所に起きた病気が治療できる。

例：鼻翼の横にある「迎香」による鼻の病気の治療。

2）遠位治療作用

「経絡の通る処は主治がおよぶ処」という理論によって、十二経脈の四肢の肘膝関節以下にある経穴は、遠位にある頭頸部、胸腹部の病気も治療できる。

例：手の背・第二中手骨橈骨側縁の中点にある「合谷」による手・顔・口・歯などの病気の治療。

3）特殊治療作用

① 双方向性良性調整作用：性質の正反対な病気を治療する十二経穴。

例：天枢による便秘・下痢の治療。内関による数脈・緩脈の治療。

② 相対的な特異性治療作用：ある特殊な効能をもつ経穴。

例：大椎の解熱作用。至陰による胎位の矯正。

5．腧穴の定位方法

臨床において、経穴の位置を正しく取れるかどうかは治療効果に直接影響するため、正しい定位(ていい)方法を学習しておかなければならない。

1）骨度分寸法

解剖学的な標記定位法に基づいて、人体の骨の長さ・幅・関節間の距離を利用して、経穴の定位基準とする。これは患者自身の体の長さに基づいた固有のものなので、あらゆる患者に適用される。具体的な寸法は次の表になる。

● 骨度分寸法

部位	起始点	骨度分寸	方向	備考
頭部	前髪際～後髪際	12寸	縦	
	印堂～大椎	18寸		
	印堂～前髪際、後髪際～大椎	各3寸		
	前額部（前髪際の額角）の広さ（左右の頭維の距離）	9寸	横	
	左右の乳様突起間の広さ（左右の完骨の距離）	9寸		
胸腹部	胸骨の頸切痕（天突）～剣状突起前端	9寸	縦	天突～璇璣を1寸、それ以下の1～6の各肋間を1.6寸とする
	剣状突起前端～臍	8寸		
	臍～恥骨結合	5寸		
	両乳頭間の広さ	8寸	横	
	恥骨の横幅	8寸		
腰背部	大椎～尾骨	21椎	縦	
	左右の肩甲骨内縁の間の広さ	6寸	横	肩甲骨内縁～後正中を3寸とする
脇部	腋下～季肋（第11肋骨前端）	12寸	縦	
	季肋～髀枢（大転子）	9寸		
上肢部	腋下横紋前端～肘窩横紋	9寸	縦	
	肘窩横紋～手関節横紋	12寸		
下肢部	恥骨上縁～大腿骨内側上顆	18寸	縦	下肢内側部
	脛骨内側顆～脛骨内踝	13寸		
	大腿骨の大転子～膝窩横紋	19寸		下肢外側部
	膝蓋骨下縁～外踝尖端	16寸		
	外踝尖端～足底部	3寸		
	臀部横紋～膝窩横紋	14寸		下肢背側部

2）解剖標記法

① 固定の標記：五官・髪際・爪甲・乳頭・臍および骨の突起と陥凹部など人体活動に関係なく、固定する部位を経穴の定位基準とする。

　例：左右の眉の中央：印堂穴。鼻の先：素髎。

② 活動の標記：活動することで出現する関節と筋肉との間隙や皮膚のしわなどを経穴の定位基準とする。

　例：口を開いた際の耳前の陥凹部にある耳門・聴宮・聴会など。

3）指同身寸法

患者自身の指の長さや幅を尺度としてツボを取る方法である。

① 拇指同身寸法：拇指の指節関節の幅を1寸とする。四肢部の直寸をはかる。

② 中指同身寸法：中指と拇指で輪をつくり、中指の近位、遠位指節関節橈骨側の横紋間を1寸とする。四肢および背部の直寸あるいは横寸をはかる。

③ 横指同身寸法：一夫法ともいい、中指の近位指節関節を基準とする拇指を除く4指の幅を3寸とする。下肢・下腹部・背部の横寸をはかる。

4）簡易定位法

臨床において、歴代の医家の経験からよく用いられる簡単で便利な定位方法である（次項参照）。

例：合谷・百会・風市・列缺・労宮・少府・天府・養老など。

よく使う経穴

1) 風池（ふうち）

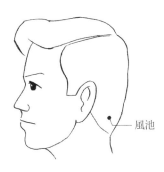

分布：足少陽胆経。首の後ろの髪の生え際で、二本の太い筋肉の両外側をわずかに離れたくぼみ処。

主治：頭痛、めまい、目の赤み・痛み、鼻づまり、鼻血、耳鳴り、難聴、頸肩部の痛み、熱病、てんかん、脳卒中。

2) 合谷（ごうこく）

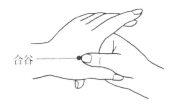

分布：手陽明大腸経。第一と第二中手骨をそろえて、筋肉が一番高くなる処に取る。

主治：頭痛、歯痛、目の腫れ・痛み、のどの腫れ・痛み、失音、耳鳴り、難聴、半身不随、腹痛、月経不順、発熱、悪寒、発汗、無汗、発疹。

3) 列缺（れっけつ）

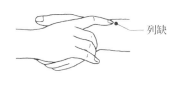

分布：手太陰肺経。両手を交叉させ、人指し指の先端があたる骨の処。

主治：咳、喘息、咽喉の腫れ・痛み、片頭痛、頸肩部の痛み、顔面麻痺、歯痛。

4) 神門（しんもん）

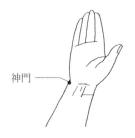

分布：手少陰心経。手掌を上に向け、手関節の横紋の小指内側の両筋の間に取る。

主治：心痛、煩躁、不眠、健忘、動悸、痴呆、てんかん、黄疸、脇部の痛み、五心煩熱、頭痛、めまい、失音。

5）内関

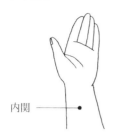

分布：手厥陰心包経。掌を開いて上に向け、手関節の横紋の中央から2寸の処。

主治：心痛、胸痛、胸悶、動悸、不眠、健忘、胃痛、嘔吐、げっぷ、てんかん、熱病、上肢の麻痺、半身不随、めまい、頭痛。

6）外関

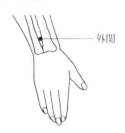

分布：手少陽三焦経。腕を伸ばし、掌を下に向け、手関節横紋中点の直上2寸、両骨の間に内関と相対する位置に取る。

主治：熱病、頭痛、目の赤み・痛み、耳鳴り、難聴、脇肋部の痛み、上肢の麻痺。

7）曲池

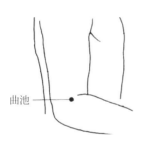

分布：手陽明大腸経。腕の肘を曲げるとできるしわの終点。

主治：熱病、半身不随、風疹、上肢の腫痛・無力感、のど・目の腫痛、歯痛、吐き気、嘔吐、下痢。

8）足三里

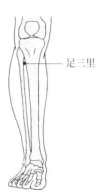

分布：足陽明胃経。下肢の外側膝のくぼみより下3寸、骨より外側1寸の処。

主治：胃痛、嘔吐、腹部の張れ、腸鳴、消化不良、足の疾患や神経痛、鼻の疾患。

9）三陰交
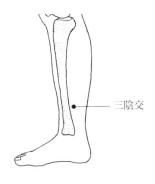

分布：足太陰脾経。内踝の上3寸、骨の後部縁にある。脾経・肝経・腎経が交わる経穴。

主治：腸鳴、下痢、腹部の張れ、むくみ、排尿困難、遺尿、足の無力感・痛み、月経不順、不正出血、月経痛、閉経、おりもの、難産、悪露が止まらない、インポテンツ、遺精、腸ヘルニア、生殖器の痛み、不眠、湿疹、蕁麻疹。

10）委中
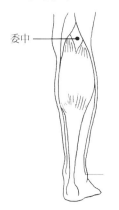

分布：足太陽膀胱経。膝の後ろにある横紋の中央の処。

主治：膝・足腰の痛み、下肢の無力感、半身不随、嘔吐、腹痛、下痢、排尿困難、遺尿。

11）太谿
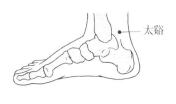

分布：足少陰腎経。足の内踝とアキレス腱の間で、踝の先端と同じ高さの処。

主治：頭痛、めまい、のどの腫れ・痛み、歯痛、耳鳴り、難聴、喘息、胸痛、喀血、不眠、健忘、インポテンツ、腰膝や足の痛み・冷え、月経不順。

12）太衝
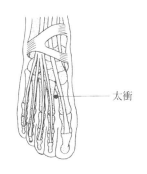

分布：足厥陰肝経。足の第1趾と第2趾の間を指で足首のほうに移動していくと途中で骨に当たって止まる処。

主治：頭痛、めまい、目が赤い、目の腫れ、視力低下、脳卒中、脇部の痛み、腸ヘルニア、小便不利（排尿困難）、月経不順、不正出血、月経痛。

第 2 章のポイント

1. 経絡の概念

2. 経絡の働き

3. 経絡の臨床作用

4. 経絡の構成
   ① 経絡の名称
   ② 十二経脈の主な走行
   ③ 十二経脈の特徴

5. 奇経八脈の作用

6. 各経絡の分布・生理機能、経絡の症状・臓腑の症状・主治

7. 奇経八脈の分布と効能

8. 腧穴の定義

9. 腧穴の分類

10. 腧穴の治療作用

11. 腧穴の定位方法

12. よく使う経穴

第3章

六経弁証

六経弁証とは、三陰と三陽に大別した六経を中心に、外感邪気によって現れた病症と病気の伝変を分析し弁証する方法である。

約2000年前の後漢時代、張仲景は『黄帝内経』を基に六経弁証を提起した『傷寒雑病論』を書きあげ、その中で確立された中医学の臨床理論は現在まで通用している。長い歳月を経て『傷寒雑病論』は『傷寒論』と『金匱要略』に分けられ、中医学古典の名著として必読の書とされている。

六経弁証の概念

六経弁証を学習するにはまず、「傷寒」を理解しなければならない。「傷寒」には2つの意味がある。ひとつは『黄帝内経』素問・熱論篇に「発熱の病はいずれも傷寒の類に属する」とあるが、これはすべての熱病は「傷寒類」に属するという考え方である。もう一つは『難経』五十八難に「傷寒には、中風・傷寒・湿温・熱病・温病の5種類がある」とあり、つまり「傷寒」は5種類の「傷寒類」の中の1種類であるという考え方である。

六経弁証とは、外感病の進行過程で現れるさまざまな証候を、陰陽を中心に三陽と三陰に大別して論治の基礎としたものである。いわゆる、外感病、主に傷寒病証の弁証方法である。病位が浅く、正気の損傷が軽いほうから疾病の性質を、三陽では太陽病証・陽明病証・少陽病証に、また病位が深く、正気の損傷が重い三陰は（軽いほうから）太陰病証・少陰病証・厥陰病証に分類した。

外感病の各症状と表から裏への病気の演変を、太陽 → 少陽 → 陽明という六腑の変化を基礎とした三陽証と、太陰 → 少陰 → 厥陰という五臓の変化を基礎とした三陰証にまとめている。三陽証は正気が強壮で、病気に対する抵抗力が強く病勢が旺盛な症候となり、三陰証は正気が衰弱しているため病気に対する抵抗力が弱く病勢は激しくない症候となる。また六経弁証では、十二経絡と臓腑の病変を統括して、外感病に対するそれぞれの症状・兼症・治療方法・食事の注意について述べ、さまざまな内科の病気や雑病についても述べられている。

六経病証とは経絡や臓腑の病理変化を表したもので、その中で三陽病証は「六腑」

の病変の、三陰病証は「五臓」の病変の基礎となっているため、六経病証は、すべての臓腑と十二経の病変をまとめた基礎となっている。しかし、六経弁証は風寒の外邪を感受して起きた一連の病理変化と伝変法則の分析を重視しているため、内傷雑病に対する臓腑弁証に応用することはできない。

　六経弁証は経絡や臓腑の病理変化を表すが、経絡・臓腑は人体において不可分な整体（統一体）である。そのため一つの経で発病するとほかの経へも影響する可能性が高くなるため、六経病では互いに伝変する証候がある。一般的に六経の伝変は陽証の場合、大多数が太陽経から始まりその後陽明経や少陽経へと伝変していく。ただその際、体内の正気が不足している場合には三陰経へも伝変する可能性がある。また陰証の大多数は太陰経から始まり、その後少陰経や厥陰経へと伝変するが、邪気が三陰経に直中（じきちゅう）（表にある陽経を経ずに、直接裏の陰経へ伝わること）することもある。つまり病邪の伝変は、ほとんどが表から裏へ、実から虚へと移行する。しかし消耗していた正気が復活しそれに伴い邪気が衰えれば、病変は裏から表へ、虚から実へと転じていく。つまり前者は病邪が進行していく伝変であり、後者は病状が治癒に向かう転帰である。

　このような変遷にはさまざまな客観的要因が深く関わっている。病邪の軽重、体質の強弱、適切な治療を受けたかどうかなどは、いずれも疾病の伝変を決定する主要な要因である。例えば患者の体質が虚弱であったり治療が適切でなかったりした場合、最初は陽証であったとしても三陰証の病気へと変化する場合がある。逆にしっかりと看護され治療も適切であれば、陰証であっても三陽証へと変わっていくこともある。したがって疾病の伝変には決まった形式はないものの、つねに六経の証候の中に収まっている。そのため六経病証の境目さえハッキリさせれば、六経病証の伝変した証候を鑑別することができる。

1. 陰と陽

『傷寒論』における「陰陽」とは、生体における「正気」と「病邪」の闘争の流れ、つまり病気の時期を表す表現の一つとなっている。「陽」とは疾病の前半期で正気が勝っている時期であり、「陰」とは疾病の後半期で正気が負けている時期である。

『傷寒論』の第七章に「発熱や悪寒が有る者は、陽に発する也。熱無く悪寒する者は、陰に発する也」とある。これは正気が十分にある陽証では病邪に対して正気が積極的に戦っている時期であるため終始熱証を伴い、また正気が病邪よりも

劣勢になっている陰証では、発熱は起こらず冷えのみが起こるという意味である。

ただ時には例外もある。一見陽証と同様に熱感があって発汗し、暑さのため手足をふとんから投げ出すような発熱状態でも「厥陰病」という危険な時期に現れるものもある。これは後につづく体力がゼロに近づいているため、ちょうどロウソクが最後の光を放って消えるように、生命の灯も消え去る前兆である。このような現象は「厥陰病」にいたる一つ手前の「少陰病」期にも起こり得るが、まだ後につづく体力があるため、適切な処置を行えば回復することができる。このような状態を「真寒仮熱」という。

2. 表と裏

生体において「正気」と「病邪」の戦場がある。それが「表裏」であり、また「半表半裏」である。

1）表

「表」とは体表、すなわち皮膚や皮膚に近い筋肉・神経・関節などを指す。急性熱性病の初期には、まずこの体表の部分に悪寒、後背部の冷え、頭痛、筋肉痛、関節痛などの症状が「表証」として現れる。「太陽病」が相当する。

2）裏

「裏」とは「表」とは反対の部分、すなわち臓腑・血脈・骨髄のことで、中でも特に消化器官を中心としている部分を指す。「裏証」では、食欲がない、腹満、腹痛、便秘、下痢など多くの症状がみられる。「陽明病」「太陰病」「少陰病」「厥陰病」が相当する。

3）半表半裏

表と裏の中間で、太陽病証（表）から陽明病証（裏）に入る前の段階を指す。その症状とは、口が苦い、のどが乾く、めまい、吐き気、食欲がない、胸脇部の満悶感などである。「少陽病」が相当する。

3. 六病位

『傷寒論』では、「陽」「陰」の各時期をさらにそれぞれ3期に分けて、「太陽病」「少陽病」「陽明病」と「太陰病」「少陰病」「厥陰病」の六つの病期とした。この六病位をここで簡単に説明する。

1）太陽病

急性病の初期で最も特徴的な症候は表証である。まだ病邪が強くないこともあ

り自然治癒することが多い。

症候：頭痛、悪寒、発熱、身体痛、無汗、舌質淡紅・舌苔薄白、脈浮。

2）少陽病

太陽病の時期に病邪を制圧できない場合、病気は次の段階である少陽病期へ進み半表半裏に入っていく。病邪は強くなってきて、発熱と悪寒が交互に現れる。

症候：往来寒熱（おうらいかんねつ）（寒熱往来。悪寒と発熱が交代に現れる）あるいは微熱、胸脇部の脹満感、食欲不振、イライラ、吐き気、嘔吐、口渇、腹痛、動悸、尿量が少ない、咳、咽痛、めまい、口が苦い、舌質乾燥・舌苔白、脈弦。

3）陽明病

病気がさらに進行し、病邪が一層強くなる。病勢が劇烈なために正気も旺盛と誤認されがちであるが、太陽病期や少陽病期よりも正気は消耗してきているので、胃腸燥熱（胃腸の乾燥と熱）により実熱（熱邪の亢盛によって現れる病的な変化）の病期に入ってくる。

症候：高熱、悪熱、多汗、大渇、顔色が赤い、煩躁、意識障害、譫語（せんご）、腹満、腹痛で拒按、便秘、舌質紅で乾燥、舌苔白黄褐黒、脈沈遅有力・洪大・滑数。

4）太陰病

病気がさらに進むと病状は一転して脾陽虚衰となり、水湿が停留し、寒湿の陰証へと移行する裏虚寒証となる。今までの正気＞病邪の態勢から正気は虚弱になり、逆に正気＜病邪へと移行していく。

症候：腹満、時に腹痛があり温めると気持ちがよい、吐き気、嘔吐、食欲不振、水様便、口渇がない、発熱はない、舌質淡、舌苔は白滑、脈沈緩弱。

5）少陰病

この時期が完全な全身虚寒証の陰証になった病期である。病気はますます進行して、少陰寒化証と少陰熱化証の全く異なる病証が現れ、正気は非常に虚弱となる。

症候：少陰寒化証の体の冷え、四肢厥冷（ししけつれい）（四逆。手足が氷のように冷たい）、指の爪や唇が青紫色、発熱はなし。嗜眠、不消化の下痢、舌質湿潤で青紫色、舌苔少あるいは無苔、脈沈微弱細。

少陰熱化証の心煩、不眠、口の乾燥、舌尖紅乾燥、脈細数。

6）厥陰病

さらに病気が進むと、正気はきわめて虚弱となり、病気の後期で、陰陽の対立・寒熱錯雑の複雑な段階となる。

症候：体の冷え、四肢厥冷、無気力、突然暑がったり発熱したりのどが渇いたり食欲が出たりする、ひどい不消化下痢、脈微。または消渇（のどがひどく渇く状態）、胸の熱感・痛み、空腹でも食欲がない、食べると回虫を吐く。

以上が六病位の概略であるが、病気がいつもこの順を追って進行するとは限らない。

4．六経の伝変

正気と病邪の戦いにより外感病は伝変する。その過程でほかの臓腑に影響しあい、あるいは同時に病邪が直接侵入することもある。病気の進行が、途中から回復へ向かうことも多くあり、また逆に悪化する場合も少なくない。

1）伝経
① 循経伝：経絡の進行順序に沿って侵入する。

太陽 → 少陽 → 陽明 → 太陰 → 少陰 → 厥陰

例えば最初は頭痛・発熱・寒気から、食欲がない・胸脇の脹満・高熱・口渇などの症状がみられ、太陽経 → 少陽経 → 陽明経へと進んでいく。

太陽、陽明、少陽、太陰、少陰、厥陰の説もある。

② 越経伝：経絡の進行順序通りでなく侵入する。

太陽 ―― 少陽 → 陽明　　太陰 ―― 少陰 → 厥陰

例えば太陽病証からいきなり太陰経に伝化する場合がある。また、発熱・寒気から、胸悶・咳・喘息のように、太陽膀胱経から太陰肺経へ侵入した症状がみられる場合がある。

③ 表裏伝：臓腑の表裏関係にある経に伝変する。

太陽 ―― 少陽 ―― 陽明 ―― 太陰 → 少陰

少陽 ―― 陽明 ―― 太陰 ―― 少陰 → 厥陰

例えば発熱・寒気・身体の疼痛・のどの痛み・むくみ・尿量減少など、太陽膀胱経から少陰腎経へ侵入する。少陽胆経から厥陰肝経へ侵入する。

2）合病：2つ以上の経絡が同時に邪気を受けて病気になることを合病という。

太陽少陽合病：頭痛、発熱、悪寒、食欲がない、胸脇の脹満。

太陽陽明合病：頭痛、悪寒、高熱、多汗、口渇。

3) **并病**(へいびょう)：1つの経絡の症状が取り除かれないうちに、別の経絡の症状も現れることを并病という。

太陽陽明并病：最初は太陽病証の頭痛・発熱・悪寒・筋肉痛などの症状があり、その後、腹痛・腹脹・便秘か下痢などの陽明病証が現れる場合。

4) **直中**(じきちゅう)：病邪が直接三陰経に侵入した場合。発病当初から陰経の病証が現れる。特に太陰経、少陰経に直接侵入しやすい。例えば夏の胃腸型かぜのように、病邪の侵入により、最初から体の冷え・腹痛・下痢などの症状が目立ち、その後悪寒・頭痛などの症状が現れる。

5. 治療原則

病気にはその病証の過程によってそれぞれの治療原則がある。陽証の病期は、正気が優位で病邪が劣勢の時期であるため、太陽病・少陽病・陽明病の三病期はともに熱証を伴う。そのため陽証の治療原則は清熱することが大切である。但し、清熱の方法は、太陽病は「発汗法」、少陽病は「中和法」「清解法」、陽明病は「瀉下法」(しゃげほう)とそれぞれ異なった方法で熱を取り疾病を治癒に導く。

太陽病証

太陽経は「人体の垣根」であり体表を管理している。外邪が太陽経から体内へ侵入すると、侵入してきた病邪に対して正気が攻撃する。その最初に現れた病証が表証(ひょうしょう)である。太陽病証に、太陽経証の太陽中風証と太陽傷寒証があり、太陽腑証に太陽蓄水証と太陽蓄血証がある。

〔原文〕太陽の病為(た)る、脈浮に、頭項強(こわ)ばり痛み、而して悪寒す。

〔分析〕太陽病の主な症状は、頭部や項背部の強ばり、痛みと悪寒、脈浮である。足太陽膀胱経は、頭から体の背部を経て足へ走って行く。太陽経脈に病邪が侵入すると、病邪が攻撃を始めるため経脈の柔和さが失われ、頭や後頸部が強ばって痛む。また外邪が侵襲して衛気が滞って体表に達しないために悪寒(悪風(おふう)も含む)するのである。

外邪が体表に侵入し正気が体表で邪気を攻撃するため脈浮になる。

1. 太陽中風証 (たいようちゅうふうしょう)

〔原　文〕太陽病、発熱し、汗出で、悪風し、脈緩なる者は名づけて中風と為す。
　　　　　注：「脈緩」とは柔軟和緩の意味で遅緩ではない。

〔分　析〕ここでの「中風」とは、「風邪（ふうじゃ）に体表を傷つけられた」という意味であり、急に卒倒する中風（脳卒中）のことではない。太陽中風証の主な病機は「営衛（えいえ）（営気と衛気）の失調」である。

症　　状：脈浮、頭項強痛、悪寒（太陽病証）＋発熱、汗出、悪風、脈緩（太陽中風証）

証候分析：「太陽経」は表を管理し営衛を統括する。「衛気」は陽に属し外を防衛し、「営気（えいき）」は陰に属し営養する。「陽」は外で「陰」に使われ、「陰」は内で「陽」に守られる。このとき風邪（ふうじゃ）が外から襲えば、「衛」が病を受けて「衛陽（衛気）」が体表に浮かび外で盛んに活動して発熱するため、「陽が浮であれば、そこから熱が発する」という。「衛陽」が体表で激しく病邪と戦うと、「衛陽」は外を固めて開闔（かいこう）（開閉と同意）することまで手が回らなくなり、「営陰（営血）」を内に守ることができない。そのため「営陰」が汗となって出てしまう。汗が出て肌腠（きそう）（筋肉と皮膚の肌理（きめ）・あや）が開き、「営陰」が不足するため浮緩脈となる。汗が出て、皮膚が開くため悪風（風に当たると寒気を感じ、風を避けたがる）する。この証は汗が出て肌腠がスカスカになっているため「表虚証」とも呼ばれるが、それは太陽傷寒証が表実証と呼ばれることに相対した呼び名のため絶対的な虚証ではない。

弁証のポイント：悪風、汗、脈浮緩

治　　療：調和営衛、発汗解肌。桂枝湯（けいしとう）が主方である。
方　　剤：桂枝湯：桂枝・芍薬・生姜・大棗・炙甘草
　　　　　　分析：桂枝：発汗解肌、温陽通脈、助陽化気
　　　　　　　　　芍薬：養血斂陰、止痛
　　　　　　　　　生姜：解表散寒、温肺止咳、温中止嘔
　　　　　　　　　大棗：補中益気、養血安神
　　　　　　　　　炙甘草：補脾益気、調和諸薬
効　　能：調和営衛、発汗解肌
適 応 症：風寒表虚証：悪寒、発熱、汗出、悪風、脈浮緩

注　　意：服用後は粥一合をすすり、布団で体を覆うことでさらに薬力を助ける。大量に汗をかいてはいけない。この過程を解肌（げき）といい、体力の消耗を最小限に抑えて病を治すことができる。

〈参考原文〉

■ 太陽の中風証は陽浮にして陰弱。陽浮の者は熱、自ら出ず。陰弱の者は汗自ら出ず。嗇嗇（しょくしょく）（寒さを嫌い身を縮めること）として悪寒し、淅淅（せきせき）（冷たい雨や風に身ぶるいすること）として悪風し、翕翕（きゅうきゅう）（厚着をするとのぼせたように発熱すること）として発熱し、鼻鳴り乾嘔する者は、桂枝湯之を主（つかさど）る。

■ 太陽病、頭痛、発熱し、汗出（い）で悪風するは、桂枝湯之を主る。

■ 太陽病、発熱し汗出ずる者は、此れ営弱衛強と為し、故に汗をして出さしむ。邪風を救わんと欲する者は、桂枝湯に宜し。

■ 太陽病、外証未だ解せず脈浮にして弱の者は、当（まさ）に汗を以て解すべし。桂枝湯に宜し。

■ 傷寒汗を発して已に解し、半日許りして復た煩し、脈浮数の者は、更に発汗すべし、桂枝湯に宜し。

■ 病人臓に他病無く、時に発熱し、自汗出、而して癒えざる者は、此衛気和せざる也、先ず其の時汗を発すれば則ち癒ゆ、桂枝湯に宜し。

2. 太陽傷寒証 (たいようしょうかんしょう)

〔原　　文〕太陽病、或いは已に発熱し、或いは未だ発熱せず、必ず悪寒し、体痛み、嘔逆し、脈陰陽俱に緊なる者は名づけて傷寒と曰う。

注：「脈陰陽俱緊」とは寸関尺三部とも緊脈があること。

〔分　　析〕寒邪が表を侵襲し、衛陽が拘束され、営陰が鬱滞したために起きる証候。

症　　状：脈浮、頭項強痛、悪寒（太陽病証）

＋或已発熱、或未発熱、必悪寒、体痛、嘔逆、脈陰陽俱緊（太陽傷寒証）

証候分析：寒邪が表を覆うため悪寒し、寒邪が体表を襲うと「衛陽」が体表で遮られ「病邪」と争うため発熱するが、「病邪」との争いが起きない場合は発熱しない。そのため「太陽傷寒証」の臨床所見の多くは悪寒と発熱が同時にみられる。「衛陽」が遮られると「営陰」も「病邪」によって滞り、筋骨が濡養（潤し養うこと）や温煦（おんく）（気が体を温め体温を保つこと）されなくなるため身体の節々が痛む。腠理（そうり）が閉じてしまうため汗が出

ない。「正気」は外へ向かおうとするが、「寒邪」は表を拘束しているため脈が浮緊となる。汗をかかないため、「太陽傷寒証」を「表実証」とも呼ぶ。

弁証のポイント：悪寒、無汗、頭痛、体痛、脈浮緊

治　　　療：発汗解表、宣肺平喘、麻黄湯(まおうとう)之を主る。
方　　　剤：麻黄湯：麻黄・桂枝・杏仁・炙甘草
　　　　　　　分析：麻黄：発汗解表、宣肺平喘、利水消腫
　　　　　　　　　　桂枝：発汗解肌、温陽通脈、助陽化気
　　　　　　　　　　杏仁：止咳平喘、潤腸通便
　　　　　　　　　　炙甘草：補脾益気、調和諸薬
効　　　能：辛温解表、宣肺平喘
適　応　症：風寒表実証：悪寒、発熱、頭項強痛、無汗、脈浮緊
注　　　意：十分な産熱助長作用があるため、桂枝湯のように熱い粥はすすらなくてよい。

〈参考原文〉
■ 太陽病、頭痛発熱、身疼腰痛、骨節疼痛、悪風汗無くして喘する者は麻黄湯之を主る。
■ 脈浮なる者は、病表に在り、発汗すべし、麻黄湯に宜し。

3. 太陽蓄水証 (たいようちくすいしょう)

〔原　　文〕太陽病、汗を発して後、大に汗出て、胃中乾き煩躁して眠るを得ず、水を飲むを得んと欲するものは、少々与えて之を飲ませ、胃気を和さしむれば則ち治愈す。もし脈浮、小便不利、微熱して、消渇するものは五苓散之を主る。

〔分　　析〕邪気が水を結びつけ、膀胱の気化作用が拘束され、水液が停滞したために起きる証候。

症　　　状：発熱、悪寒、小便不利、小腹満、口渇または飲水後嘔吐、脈浮・浮数
証候分析：寒邪が表を覆うため悪寒し、寒邪が体表を襲うと「衛陽」が体表で遮られ、「病邪」と争うため発熱する。邪気が水を結びつけ、膀胱の気化作用が拘束され、水液が停滞すると腹満・小便不利、津液が分散でき

ず口渇、水邪は胃気の下降を阻滞(そたい)し飲水後に嘔吐。

弁証のポイント：悪寒、発熱、小腹満、小便不利、脈浮

治　　　療：化気利水、解表、五苓散(ごれいさん)之を主る。
方　　　剤：五苓散：猪苓・沢瀉・白朮・茯苓・桂枝
　　　　　分析：猪苓：利水滲湿
　　　　　　　　沢瀉：利水消腫、滲湿、泄熱
　　　　　　　　白朮：健脾益気、燥湿利尿
　　　　　　　　茯苓：利水消腫、滲湿、健脾、寧心
　　　　　　　　桂枝：発汗解肌、温陽通脈、助陽化気
効　　　能：利水滲湿、温陽化気
適 応 症：太陽蓄水証：悪寒、発熱、口微渇、腹部脹痛、小便不利、脈浮

〈参考原文〉
■ 発汗已、脈浮数、煩渇者は五苓散之を主る。

4. 太陽蓄血証 (たいようちくちしょう)

〔原　文〕太陽病解さず、熱膀胱に結び、其の人狂の如く、血自ら下る、下るものは愈ゆ。其の外解さざるものは尚未だ攻むべからず、当に先ず其の外を解すべし。外解し已りて但だ少腹急結するものは乃ち之を攻むべし、桃核承気湯に宜し。

〔分　析〕邪気が膀胱腑に侵入し、熱に変化し、血と結びつき、血瘀が形成しはじめる証候。

症　　　状：発狂、善忘（喜忘。物忘れ）、少腹急結（臍より下の側腹部の痛み）、腹満、小便自利（小便不利に対して逆に小便が出すぎる）、大便の色が黒、脈沈渋・沈結

証候分析：邪気が熱に化し、血と結びつき、血瘀状態となる。熱によって心神が乱れ、発狂・善忘、また瘀熱が膀胱・小腸に停留し、少腹部の痛み、腹満、大便の色が黒くなる。膀胱の気化作用には影響せず小便は順調。

弁証のポイント：少腹急結、小便自利、大便色が黒

治　　　療：瀉熱化瘀攻裏、桃核承気湯(とうかくじょうきとう)之を主る。

方　　剤：桃核承気湯：桃仁・大黄・桂枝・炙甘草・芒硝
　　　　　分析：桃仁：活血祛瘀、潤腸通便、止咳平喘
　　　　　　　　大黄：瀉下攻積、清熱瀉火、涼血解毒、活血祛瘀
　　　　　　　　桂枝：温陽通脈
　　　　　　　　炙甘草：補脾益気、調和諸薬
　　　　　　　　芒硝：瀉下攻積、潤燥軟堅、清熱消腫
効　　能：破血下瘀
適 応 症：太陽蓄血証：発熱、煩躁、腹部脹痛、腹痛、黒便
〈参考原文〉
■ 太陽病解せず、熱膀胱に結ばれ、其の人狂の如く、血自ら下る、下る者は愈える。其の外解せざる者は尚未だ攻む可からず、当に先ず其の外を解すべし。已に外解し、但だ少腹が急結する者は、乃ち之を攻む可し、桃核承気湯に宜し。

5. 太陽病証のその他の方剤

① 葛根湯（かっこんとう）：葛根・麻黄・桂枝・芍薬・生姜・大棗・炙甘草
　　分析：葛根：解肌透疹、生津止渇
　　　　　麻黄：発汗解表
　　　　　桂枝：発汗解肌、温陽通脈
　　　　　生姜：解表散寒、温中止嘔、温肺止咳
　　　　　芍薬：養血斂陰、止痛
　　　　　大棗：補中益気、養血安神
　　　　　炙甘草：補脾益気、調和諸薬
効　　能：辛温解表、解肌通経
適 応 症：表証＋経脈不通：悪寒、発熱、頭痛、項背強痛
注　　意：十分な産熱助長作用があるので、桂枝湯のように熱い粥をすすらなくてよい。
〈参考原文〉
■ 太陽病、項背強ばること几几（こうはい）（身体がかちかちに強ばる様）、汗無く、悪風するは、葛根湯之を主る。
■ 太陽と陽明の合病の者は、必ず自下利す。葛根湯之を主る。

② 小青竜湯（しょうせいりゅうとう）：麻黄・桂枝・芍薬・乾姜・細辛・半夏・五味子・炙甘草

分析：麻黄＋桂枝：辛温発汗解表、散寒宣肺
　　　　　芍薬＋桂枝：調和営衛
　　　　　乾姜：温中散寒、回陽通脈、温肺化飲
　　　　　細辛：解表散寒、袪風止痛、温肺化飲
　　　　　半夏：燥湿化痰、降逆止嘔、消痞散結
　　　　　五味子：収斂固渋、益気生津、補腎寧心
　　　　　炙甘草：補脾益気、調和諸薬
効　　　能：解表散寒、温肺化飲
適　応　症：外寒内飲証：悪寒、発熱、咳・喘息、痰白

〈参考原文〉
■ 傷寒表解せず、心下に水気ありて、乾嘔、発熱して欬し、或いは渇し、或いは利し、或いは噎し、或いは小便利せず、少腹満し、或いは喘するものは、小青竜湯之を主る。
■ 傷寒、心下に水気有り、咳と軽微に喘ぎ、発熱あるが口渇せず。服薬後口渇する者は、此れ寒去り解せんと欲する也。小青竜湯之を主る。

陽明病証

　陽明病は、太陽病から病邪が徐々に進行して裏に入って発生する。外感病の病機は、陽気が盛んなうえ邪気も熱と化しているため、熱邪が極期の段階で、裏実熱証に属する。

〔原文〕陽明の病為る、胃家実するなり。……大便難なる者は、此れ陽明と名づくるなりと。……身熱し、汗自ら出で、悪寒せず、反って悪熱するなりと。

〔分析〕陽明経には手陽明大腸経と足陽明胃経がある。陽明病の主な症状は、身熱、汗出、悪熱、排便困難など胃腸の症状を中心とする病証である。陽明病は邪熱が全身に広がり、陽明胃経に充満し、また大腸に熱がこもるため便が乾燥して固まる証候がみられる。

1. 陽明経証 (ようめいけいしょう)

〔原　文〕三陽の合病、腹満して身重く、以て転側し難く、口不仁し、面垢れ、

譫語、遺尿す。発汗すれば則ち譫語し、之を下せば則ち額上に汗を生じ、手足逆冷す。若し自汗出ずる者は、白虎湯之を主る。

注：「不仁」は感覚がないこと。痺れ、麻痺。

〔分　析〕病邪が陽明経へ入り、熱が充ちる証候。

症　　状：高熱、悪熱、大汗、口渇、顔が赤い、心煩、舌苔黄で乾燥、脈洪大

証候分析：病邪が陽明経へ入り、燥熱（乾燥の症状と熱の症状）が亢盛となり陽明経脈に熱が充ちるので全身の高熱となる。陽明の脈は顔面を栄養しているため、熱の勢いが上部を蒸せば顔が赤くなる。熱が津液を外に押し出すため大汗が出る。汗が出れば津液がなくなるためのどが渇いて水をガブ飲みする。陽明の熱が盛んで心神を焼くため心煩する。熱がひどければ津液を傷つけるため舌苔が黄色く焦げて乾燥する。熱が激しく陽が亢進しているが、陽明経は気血がともに豊富なため、熱が経脈に迫れば脈が洪大となる。

弁証のポイント：高熱、大汗、大渇（激しい口渇）、脈洪大

治　　療：清熱生津、白虎湯之を主る。

方　　剤：白虎湯：生石膏・知母・炙甘草・粳米

　　　　　　　分析：生石膏：清熱（肺胃）瀉火、除煩止渇

　　　　　　　　　　知母：清熱瀉火、生津潤燥

　　　　　　　　　　炙甘草・粳米：補脾益気、養胃生津

効　　能：清熱生津

適 応 症：陽明経証：日晡潮熱（午後3～5時の発熱）、手足の汗、腹部脹満・痛み、大便秘結（排便困難、便秘）など

〈参考原文〉

■ 三陽の合病は、腹満し身重く、以て転側し難し。口は不仁、面垢し、譫語して遺尿す。発汗すれば則ち譫語し、之を下せば則ち額上汗を生じ手足逆冷す。若し自ら汗出ずる者は、白虎湯之を主る。

■ 傷寒、脈浮滑なるは、此れ表に熱あり、裏に寒による、白虎湯之を主る。

2. 陽明腑証（ようめいふしょう）

〔原　文〕陽明病、脈遅、汗出ずと雖も悪寒せざるものは、其の身必ず重く、短気、

腹満して喘し、潮熱ある者は、此れ外解せんと欲し、裏を攻むべきなり。手足に漐然（しゅうぜん）と汗出ずる者は、此れ大便已に鞕きなり。大承気湯之を主る。

注：「短気」は息切れこと。

〔分　析〕邪熱が裏に伝わり、腸中の糟粕（そうはく）（廃物）と熱が結合し、乾燥した便となって内結する証候。

症　　状：日晡潮熱、手足の汗、臍腹部脹満・痛み、大便秘結あるいは腹脹。ひどければ譫語（うわごと）、狂乱、不眠。舌質の裂紋（れつもん）（舌体に裂けた溝ができる）、舌苔乾燥して厚黄黒、舌辺・舌尖の芒刺（とげ状の突起）、脈沈遅実・滑数

証候分析：本証は陽明経証が進行したものであることが多い。もし陽明経証で、高熱で汗が多いが誤って発汗させた場合、津液が外へ漏れ出てしまい、腸中は乾燥するためさらに裏熱がひどくなり、便が乾燥して固まって腑証となってしまう。陽明の経気は日晡（午後3〜5時）に旺盛になり、四肢は陽明経から気を受けているため、腑中の実熱が経に広がって日晡潮熱となり、手足からタラタラと汗が出る。熱と糟粕が腸道に充ち、固まって通じなくなれば気が下から出るため、腹中から頻繁にガスが出る。邪熱が熾盛（しせい）となって上を蒸し、心を熏蒸すれば、譫語や狂乱、眠れないなどの症状が現れる。熱が内に結び津液が奪われるため、舌苔が黄色く乾燥し、芒刺ができたり、黒く焦げて乾燥して舌が割れる。燥熱が腸に内結すれば、脈道が壅滞（ようたい）（塞がること）して邪熱も急迫し、脈が沈遅で実や滑数となる。

弁証のポイント：潮熱汗出、腹満痛、大便秘結、脈沈実

治　　療：峻下熱結、承気湯之を主る。
方　　剤：大承気湯（だいじょうきとう）：大黄・芒硝・厚朴・枳実
　　　　　分析：大黄：瀉下攻積、清熱瀉火、涼血解毒、活血祛瘀
　　　　　　　　芒硝：瀉下攻積、潤燥軟堅、清熱消腫
　　　　　　　　厚朴：燥湿消痰、下気除満
　　　　　　　　枳実：破気除痞、化痰消積
効　　能：峻下熱結

適 応 症：陽明腑実証：臭い水様性の下痢、臍の周辺が痛い、硬い塊がある、口渇、脈滑数の症状がある熱結傍流（p.97）、熱厥（高熱による四肢厥冷）、痙病、発狂
注　　意：気虚、陰虚、老人、体弱、妊婦には慎重に使用する。

〈参考原文〉

■ 陽明病、其の人多く汗し、津液外出し、胃中燥くを以て、大便必ず鞕く、鞕ければ則ち譫語し、小承気湯之を主る。

■ 太陽病、若しくは吐し、若しくは下し、若しくは発汗して後、微かに煩し、小便数、大便因よりて硬き者は小承気湯（しょうじょうきとう）を与え之を和すれば癒ゆ。

■ 傷寒吐して後、腹脹満する者は、調胃承気湯を与う。

■ 陽明病、譫語して潮熱あり、反って食すること能わざるものは、胃中に必ず燥屎五六枚あるなり。若し能く食するものは、但だ鞕きのみ。宜しく大承気湯にて之を下すべし。

少陽病証

　少陽病は、外感病が太陽病証（表）から陽明病証（裏）へ進展する過程で出現する病証である。また、最初から少陽病証を呈する場合もある（直中。p.69 参照）。表裏の間で正気と邪気が交争するため、半表半裏証に属し、同時に寒から熱へと変化する過程でもある。

〔原文〕少陽の病為る、口苦く、咽乾き、目眩めくなり。もと太陽病解せず、少陽に伝入するは、脇下硬く満して乾嘔し、食すること能わず。往来寒熱す。尚お未だ吐下せずして、脈沈緊の者は小柴胡湯を与う。

〔分析〕少陽病とは、病位はすでに太陽経の「表」を離れているが、まだ陽明経の「裏」へも入っておらず、ちょうど表裏の間にある。病変のメカニズムとしては、表証でも裏証でもないため、半表半裏に属する熱証である。

症　　状：口苦、咽乾、目眩、往来寒熱、胸脇苦満（胸脇部の詰まったように苦しい感じ）、黙々として食欲がない、煩躁、吐き気、舌苔白・薄黄、脈弦

証候分析：少陽経は半表半裏に位置している。少陽経が病邪を受けると、邪熱が

熏蒸し、胆が熱で胆汁を胃に排出させ、胃気が口へ上昇するため、口が苦く感じる。津液が熱で焼かれるため咽乾となる。目は肝胆とつながり、少陽の風火が上方を蒸すため目がくらむ。邪気が少陽経の半表半裏の間に入っているため正邪が争っている。正気が邪気に勝てなければ悪寒し、正気が邪気に勝つと発熱する。こうして往来寒熱となるが、それも少陽病の特徴の一つである。少陽の脈は脇肋部に分布するため、少陽経に熱が鬱積すると胸脇苦満になる。胆熱で肝気が鬱し胃腑を侵せば、胃が熱で掻き乱され食欲がなくなる。少陽が鬱し、肝火が上逆すると心中が煩わされる。胆気が横逆(おうぎゃく)（気機の乱れ。上へ上逆、横へ横逆）すれば、胃気が和降（消化物を下降させる働き）しなくなり上逆(じょうぎゃく)するため吐きたくなる。肝胆が発病して、気機(きき)（気の運動）が鬱滞するため弦脈となる。

弁証のポイント：往来寒熱、胸脇苦満

治　　療：和解少陽、小柴胡湯(しょうさいことう)之を主る。
方　　剤：小柴胡湯：柴胡・黄芩・人参・炙甘草・生姜・大棗・半夏
　　　　　　分析：柴胡：疏肝解鬱、疏散少陽
　　　　　　　　　黄芩：清熱燥湿、瀉火解毒
　　　　　　　　　半夏・生姜：燥湿降逆止嘔、消痞散結
　　　　　　　　　人参・大棗：益気補脾
　　　　　　　　　炙甘草：調和諸薬
効　　能：和解少陽
適 応 症：少陽病証：往来寒熱、胸脇苦満、口苦、咽乾、眩暈、苔白、脈弦
　　　　　婦人の熱入血室（熱が子宮に入り込む）：月経が止まり、寒熱定期発作（悪寒と発熱が定期的に起こる）
注　　意：柴胡は昇散、黄芩・半夏は乾燥の性質なので、陰虚・血虚には使用してはいけない。

〈参考原文〉

■ もと太陽病解せず、少陽に伝入するは、脇下硬く満して乾嘔し、食すること能わず。往来寒熱す。尚お未だ吐下せずして、脈沈緊の者は小柴胡湯を与う。

太陰病証

　太陰病は、三陽病から進展して脾陽を損傷して発生する。三陽病証の治療が不適当で脾陽を損傷したり、もともと脾陽が虚弱な者は寒邪直中となり裏虚寒証が現れる。

〔原文〕太陰の病為る、腹満して吐し、食下らず、自利益甚しく、時に腹自づから痛む。若し之を下せば必ず胸下結鞕す。

〔分析〕太陰病の性質は裏虚寒湿である。脾は太陰経に属し陽明経の胃と表裏関係をもつ。胃陽が旺盛であれば邪気は燥熱から変化し、脾陽が不足していれば邪気は寒湿から変化する。そのため陽明病では裏実熱証になり、太陰病では裏虚寒証となるのである。

症　　状：腹部脹満、嘔吐、食欲不振、ひどい下痢、口渇がない、時々腹痛、舌苔白膩、脈沈緩弱

証候分析：脾土が虚寒であれば気機不利となり腹部が脹満する。寒邪が阻滞すれば発作的に腹痛がある。太陰病の腹部脹満、腹痛は、虚証のため温めたり手で圧迫されるのを好む。中焦が虚寒なため食べ物を消化できず下痢をする。また虚寒によって気化作用が低下し、水液の消耗が停滞するため口が渇かないことが多い。しかし、嘔吐や下痢がひどければ口乾や口渇を感じるが、水を飲みたがることは少ない。寒湿の邪気であるため舌苔は白膩、脈は沈緩で弱となる。

弁証のポイント：腹満、時々腹痛、ひどい下痢

治　療 ❶：温中健脾、理中湯(りちゅうとう)之を主る。

方　　剤：理中湯（別名・人参湯(にんじんとう)）：乾姜・人参・炙甘草・白朮

　　　　　　分析：乾姜：温中散寒、回陽通脈、温肺化飲

　　　　　　　　　人参：大補元気、補脾益肺

　　　　　　　　　白朮：健脾益気、燥湿利尿

　　　　　　　　　炙甘草：補脾益気、緩急止痛、調和諸薬

効　　能：温中去寒、補気健脾

適 応 症：中焦虚寒証：胃腹部の激しくない痛み・痞え、喜温喜按、食欲がない、
　　　　　　　　　　嘔吐、下痢、口渇はない、涎が多い、舌質淡・舌苔白、
　　　　　　　　　　脈沈細・沈遅無力
　　　　　陽虚失血証：吐血、鼻血、不正出血、血便、出血の色が薄い、出血は
　　　　　　　　　　稀薄など
　　　　　脾胃虚寒証：胸痺(きょうひ)（胸が詰まり痛む）による胸の痞え・痛み
　　　　　婦人の熱入血室：月経が止まり、寒熱定期発作

〈参考原文〉
■ 大病差えて後、喜唾久しく、了々たらざるは、胸上に寒あり、当に丸薬を以て
　之を温むべし。理中丸に宜し。

治　療 ❷：回陽救逆、四逆湯(しぎゃくとう)之を主る。
方　　剤：四逆湯：炙甘草・乾姜・附子
　　　　　　分析：附子：回陽救逆、補火助陽、散寒止痛
　　　　　　　　　乾姜：温中散寒、回陽通脈
　　　　　　　　　甘草：補脾益気、緩急止痛、調和諸薬
効　　能：回陽救逆
適 応 症：心腎陽衰による寒厥証の四肢厥冷、冷えて伏せる、精神不振、嗜睡(しすい)、
　　　　　顔色蒼白、腹痛、下痢
注　　意：附子は食事に取り入れない。

〈参考原文〉
■ 自利して渇せざる者は、太陰に属す。其の臓に寒あるを以ての故なり。当に之
　を温むべし、宜しく四逆輩を服すべし。

治　療 ❸：降逆和胃、半夏瀉心湯(はんげしゃしんとう)之を主る。
方　　剤：半夏瀉心湯：半夏・乾姜・黄芩・黄連・人参・大棗・甘草
　　　　　　分析：半夏：燥湿降逆止嘔、消痞散結
　　　　　　　　　乾姜：温中散寒、回陽通脈、温肺化飲
　　　　　　　　　黄芩：清熱燥湿、瀉火解毒
　　　　　　　　　黄連：清熱燥湿、瀉火解毒
　　　　　　　　　人参：大補元気、補脾益肺
　　　　　　　　　大棗：補中益気、養血安神

　　　　　甘草：補脾益気、調和諸薬
効　　能：和胃降逆、消痞、止瀉、清熱、調和腸胃
適 応 症：胃気上逆：吐き気、嘔吐、上腹部の膨満感・痞えなど
　　　　　脾胃不和：腹鳴、下痢など

〈参考原文〉
■ 但だ満して痛まざる者、これ痞と為す、柴胡をこれに与えるに中(あた)らず、半夏瀉心湯に宜し。

少陰病証

　心と腎の機能衰退によって発生し、陽虚陰盛、あるいは陰虚火旺の状態が現れる。陽虚陰盛の場合は少陰寒化証、陰虚火旺の場合は少陰熱化証が出現するが、少陰寒化証のほうが多くみられる。

〔原文〕少陰の病為る脈微細にしてただ寝(いね)んと欲するなり。
〔分析〕少陰経は心と腎に関わり、五行学説によると心腎は火水の臓である。全身の陰陽の元となるため、少陰病は陰から寒と化したり、陽から熱と化したりする。そのため臨床では寒化と熱化という2つの異なった証候がみられる。

1. 少陰寒化証 (しょういんかんかしょう)

〔原　文〕少陰病にて脈沈の者は、急ぎ之を温む。四逆湯に宜し。
〔分　析〕少陰寒化証は、陽気が虚弱のため病邪が体内へ侵入し、陰から寒へ変化するため全身性の虚寒症状が現れる。

症　　状：体の冷え、畏寒(いかん)(寒気を感じ温めるとよくなる)、脈微細、嗜睡、下痢、未消化便、嘔吐、顔が赤くなる場合もある
証候分析：少陰の陽気が衰弱し陰寒だけが盛んとなるため体の冷え、畏寒がみられる。陽気が衰弱し血流が悪くなるため脈が微細になる。陽気が衰弱するため精神が養われず嗜睡となる。陽気の温煦作用が低下し、四肢厥冷となる。脾胃が温まらないため運化できず、消化機能が低下する

ため清穀(未消化物)を下痢、嘔吐する。腎陽が衰微して膀胱の気化作用によって廃液から津を気化できないため、津液は下痢とともに体外へ排泄される。陰寒が下部できわめて盛んとなり残った陽を上部に追いやると陽が上部に浮いて顔が赤くなる「戴陽」の仮象となる。

弁証のポイント：畏寒、体の冷え、脈微細

治　療 ❶：回陽救逆、四逆湯之を主る。
方　　剤：四逆湯：炙甘草・乾姜・附子
　　　　　分析：附子：回陽救逆、補火助陽、散寒止痛
　　　　　　　　乾姜：温中散寒、回陽通脈
　　　　　　　　甘草：補脾益気、緩急止痛、調和諸薬
効　　能：回陽救逆
適 応 症：寒厥証：心腎陽衰による四肢厥冷、踡臥（冷えて足を縮め丸くなり横になっている状態）、精神不振、嗜睡、顔色蒼白、腹痛、下痢
注　　意：附子は食事に取り入れない。

〈参考原文〉
■ 少陰病にて脈沈の者は、急ぎ之を温む。四逆湯に宜し。

治　療 ❷：温経散寒除湿、附子湯之を主る。
方　　剤：附子湯：附子・茯苓・人参・白朮・芍薬
　　　　　分析：附子：回陽救逆、補火助陽、散寒止痛
　　　　　　　　茯苓：利水消腫、健脾、寧心
　　　　　　　　人参：大補元気、補脾益肺
　　　　　　　　白朮：健脾益気、燥湿利尿
　　　　　　　　芍薬：養血斂陰、止痛
効　　能：温経散寒除湿
適 応 症：陽虚寒盛の体の疼痛、骨痛、四肢厥冷、脈沈
注　　意：附子は食事に取り入れない。

〈参考原文〉
■ 少陰病、身体疼き手足寒く骨節痛み脈沈なる者は、附子湯之を主る。

治　療 ❸：温陽利水、真武湯之を主る。

方　　剤：真武湯：茯苓・芍薬・白朮・生姜・附子
　　　　　　分析：附子：回陽救逆、補火助陽、散寒止痛
　　　　　　　　　白朮：健脾益気、燥湿
　　　　　　　　　茯苓：利水消腫、健脾、寧心
　　　　　　　　　芍薬：養血斂陰、止痛
　　　　　　　　　生姜：解表散寒、宣散水湿
効　　能：温陽利水
適 応 症：陽虚水盛により四肢が重たく痛む、腹痛、下痢
注　　意：附子は食事に取り入れない。体を温かく保ち安静にすることで徐々に病勢の改善をはかる。

〈参考原文〉
■ 少陰病、二三日已まず、四五日に至り、腹痛、小便不利、四肢沈重疼痛し、自ら下利する者は此れ水気有りと為す。其の人或いは欬し、或いは小便利し、或いは下利し、或いは嘔す者は、真武湯之を主る。

2. 少陰熱化証（しょういんねつかしょう）

〔原　文〕少陰病、心中煩して眠ること得ざる者は黄連阿膠湯之を主る。
〔分　析〕少陰病の陰虚陽亢証であり、陽から熱化した証候である。

症　　状：心煩、不眠、口咽乾燥、舌尖赤、脈細数
証候分析：少陰病の陰虚陽亢証である。邪気が少陰へ入ると陽から熱化することになる。熱化すれば陰液が消耗され滋潤できず、のどの乾燥となる。陰虚により心火が亢盛し、陰陽のバランスが崩れるため心煩・不眠となる。さらに心火が上炎すれば、舌尖が赤くなり脈細数となる。
弁証のポイント：心煩、不眠

治　　療：清心滋腎安神、黄連阿膠湯之を主る。
方　　剤：黄連阿膠湯：黄連・黄芩・芍薬・鶏子黄・阿膠
　　　　　　分析：黄連：清熱燥湿、清瀉心火
　　　　　　　　　黄芩：清熱燥湿、清熱瀉火
　　　　　　　　　芍薬：養血斂陰
　　　　　　　　　鶏子黄：滋陰養血

　　　　　阿膠：補血滋陰
効　　　能：清心滋腎安神
適　応　症：陰虚陽亢、心腎不交の焦躁、不眠
〈参考原文〉
■ 少陰病，之を得て二三日以上，心中煩して臥すことを得ざるは，黄連阿膠湯之を主る。

厥陰病証

　外感熱病の後期にみられる病証で、正気が衰退し、陰陽の協調が乱れるため、病状の変化が激しい寒熱錯雑証(かんねつさくざつしょう)が出現する。

〔原文〕厥陰の病為る、消渇し、気は上って心を撞き、心中疼熱し、飢ゆれども食を欲せず、食すれば則ち吐し、これを下せば、利は止まず。

〔分析〕厥陰病は、病機において六経弁証の最後の段階となる。この段階では正気と邪気が争い、複雑な症状となっている。足厥陰経は肝に属して胆へ絡まり胃を挟むため、その症状はきわめて複雑だが、多くは肝胆と胃の証候にまとめられ、寒熱交錯の病証が多い。

症　　　状：消渇、気上衝心（気が心に突き上げる）、胸の熱感・痛み、空腹でも食欲がない、食べると回虫を吐く

証候分析：「厥陰」とは「陰が尽きる」という意味である。その特徴は、陰陽がそれぞれ両極に向かい、陽が上に昇れば上熱となり、陰が下降すると下寒となる。症状では熱症状と寒症状が交錯し、腸の寄生虫が腸内温度・容量の変化によって動き回るため、食べると回虫を吐き出す症状となる。

治　　　療：温臓安蛔、烏梅丸(うばいがん)之を主る。
方　　　剤：烏梅丸：烏梅・山椒・細辛・黄連・黄柏・乾姜・桂枝・附子・人参・当帰
　　　　　　分析：烏梅：酸、渋腸安蛔、生津斂肺
　　　　　　　　　山椒：辛温、駆蛔、温中止痛

　　　　　細辛：辛温、散寒止痛

　　　　　黄連：苦寒、清熱燥湿

　　　　　黄柏：苦寒、清熱燥湿

　　　　　乾姜：辛熱、温中散寒

　　　　　桂枝：辛温、温通経脈、散寒止痛

　　　　　附子：辛大熱、散寒止痛

　　　　　人参：大補元気、生津止渇

　　　　　当帰：養血温中、活血止痛

効　　能：温臓安蛔

　　　　　蛔虫は「遇寒則動、遇熱則安（寒に遇うと動き出し、熱に遇うと安静となる）」といい、温性・熱性の薬を用いる。また「酸則静、苦則下（酸味で鎮静化し、苦味で下される）」ともいい、酸味、辛味、苦味の薬を用いる。

適 応 症：蛔厥証：心煩、嘔吐、時に症状があり時に症状が止む。食後蛔虫を吐き出す。手足厥冷、腹痛、慢性の下痢

〈参考原文〉

■ 蚘厥(ゆうけつ)なる者、烏梅丸之を主る。

六経弁証のまとめ

　六経弁証は漢代の張仲景が『傷寒論』で提示した弁証方法で、外感熱病の経過でみられる各種の症候を分析したものである。経絡・臓腑・気血・八綱(はっこう)と結びつけた上で、太陽病、少陽病、陽明病、太陰病、少陰病、厥陰病という六つの病証に分類し、病変部位、病変の性質、邪正の盛衰、病勢、伝変、治療方法を示している。

　六経弁証は「寒邪犯表・化熱入裏」の病証を主に述べており、「表裏の関係」では「太陽病」は「表証」、「少陽病」は「半表半裏証」、「陽明病」とすべての「三陰病」は「裏証」となる。

「邪正の関係」では、「三陽病」は正盛邪実が主体の実証・熱証が多く、「三陰病」は正虚が主体の寒証・裏証が多い。一般に、三陽病は太陽病から始まり少陽病を経過して、あるいは直接に陽明病へと伝変する。正気が虚弱の場合さらに三陰病へと伝変したり、または邪気が直接三陰経に侵入することもある。三陰病は、太陰病から始まり少陰・厥陰へと伝変することが多い。

第3章のポイント

1. 六経弁証を創出した人物と書

2. 六経弁証の概念および概要

3. 六経弁証の分類
   陰陽・表裏・六病位・伝変・治療原則。

4. 六経弁証と経絡・臓腑
   六経病証は経絡・臓腑の病理変化を表したもので、三陽病証は「六腑」の病変の、三陰病証は「五臓」の病変の基礎となっている。六経病証は、すべての臓腑と十二経の病変をまとめたものである。

5. 六病位の特質
   ① 太陽病：急性病の初期で最も特徴的な症候は表証である。まだ病邪が強くないこともあり自然治癒することが多い。
   ② 少陽病：太陽病の時期に病邪を制圧できない場合、病気は次の段階である少陽病期へ進み半表半裏に入っていく。
   ③ 陽明病：胃腸燥熱により実熱な病期に入ってくる。
   ④ 太陰病：脾陽虚衰、寒湿の陰証へと移行する裏虚寒証となる。
   ⑤ 少陰病：完全な全身虚寒証の陰証になった病期である。少陰寒化証と少陰熱化証の全く違う病証が現れ、正気は非常に虚弱となる。
   ⑥ 厥陰病：病気の後期で、陰陽の対立・寒熱錯雑の複雑な段階となる。

6. 六経の伝変

7. 六経弁証の各病証の原文についての理解

8. 六経弁証の各病証の症状・治療・方剤・注意事項

第4章

衛気営血弁証

温病弁証 1

衛気営血弁証とは、清代の葉天士が『温熱論』で提示した外感温熱病に対する弁証論治の方法の一つである。それは『傷寒論』の六経弁証から発展したものととらえられ、六経弁証の不足を補う弁証でもある。これにより外感病弁証学の内容が豊富になった。

六経弁証は「風寒邪気」の感受による外感熱病に適用するが、衛気営血弁証は葉天士が六経弁証の論述をもとに「温熱邪気」の感受による外感熱病に臨床経験を加えて理論化し、温熱邪気が入裏傷陰する過程と治療方法を示し、「傷寒」との違いを明らかにしたものである。

衛気営血弁証の概念

衛気営血弁証は、病気を衛分証・気分証・営分証・血分証の4つの異なる証候に分類している。衛気は体表に分布しており、温熱の邪気が人体へ侵入すると体表で防衛する作用がある。そのため邪気が侵入する場合は、必ず衛分から侵される。邪気は衛分で停留し体内へ向かって伝変すると気分へ入る。正気が虚弱で気分でも邪気を取り除けない場合、邪気はさらに内陥して営分へと入り、さらに進むと血分におよぶ。

つまり衛気営血弁証とは、温熱の邪気が口鼻から侵入して体内に伝変し、さらに傷陰耗血（陰液・血液を消耗する）する過程を4つの証候にまとめたものである。それは温熱病の進行病機が浅から深へ、軽から重へと移り変わる4つの段階を示している。

温病の特徴

1. 邪気

邪気には、六淫の邪気中の温熱の陽邪に属する「風邪・暑邪・火邪・燥邪の邪気」と伝染病を引き起こす「疫癘の邪気」がある。

1）風邪の特徴

冬と春によくある邪気。多くは口と鼻から侵入し、衛気と肺を傷めながら、津液を消耗し、臓腑へ攻めていく。

① 風邪（ふうじゃ）は陽邪で軽揚開泄の性質があり、身体の上半身を傷めやすい。

　症状：熱、微汗、くしゃみ、鼻水、鼻づまり、咽喉痒痛、微咳、目の充血、目やに、顔面浮腫、めまい、頭痛

② 善行（ぜんこう）（よく行く（めぐ）る）、数変（変化が多い）の性質のため発病が急であり、症状や病気の変化が速い。

　症状：めまい、頭痛、肢体麻痺、痙攣、皮膚掻痒、関節・筋肉の遊走性のある痛み、麻痺、筋肉がつる

③「風邪（ふうじゃ）は百病の長」といわれる。春の主要な気候変化は「風（ふう）」であるが、風は春だけでなく四季にわたり一年中吹いているため、よくほかの邪気を先導して身体に侵入する。

2）暑邪の特徴

暑邪は火邪と同じく、夏によくある邪気。体に侵入するスピードが速く、直接に陽明経を傷め、肺・心包・肝へ攻めていく。

① 暑邪は陽邪で、炎熱の性質がある。

　症状：身熱、顔色が赤い、イライラ、夏バテ、ショック症状

② 昇散の性質があり気血津液を傷めやすい。

　症状：息切れ、多汗、脱力、口渇、尿少

③ 季節性があって湿を挟みやすく、ともに身体に侵入する。

3）火邪の特徴

① 火邪は陽邪で炎上の性質があり、身体の上部に症状が現れやすい。

　症状：身熱、顔色が赤い、多汗、舌びらん、歯茎の腫れ

② 火邪は気を消耗し、津液を傷めやすい。

　症状：口渇、舌・のどの乾燥、尿少、便秘

③ 風を生じ、血を動かす。

　症状：高熱、意識障害、四肢抽搐（ちゅうちく）（ひきつりや痙攣）、各種出血証

④ 癰腫瘡毒ができやすい。

⑤ 心神を撹乱する。

　症状：神志不安、心煩、失眠（しつみん）（睡眠・入眠障害）、神昏（しんこん）（意識がぼんやりする）、譫語

4）湿邪の特徴

陰邪に属する湿邪は、暑邪と一緒に侵入することが多いので、ここで説明する。

① 湿は陰邪で、陽気を傷め、気機の流れが悪くなる。脾を傷めることが多い。
　症状：胸悶、食欲がない、吐き気、嘔吐、膨満感、排尿不暢（不暢は、滞りのびやかでないこと）、下痢、むくみ

② 重濁性の性質がある。
　症状：頭が重たく痛い、身体がだるく重たい、筋肉の麻痺、尿の混濁、下痢、おりもの、湿疹

③ 粘滞性がある。
　症状：身熱不揚（発熱があり、触ると始めはあまり感じないがしばらくすると熱く感じる）、湿疹、小便不利、大便不爽（排便後すっきりせず便意がつづく）、または疾病の経過が長い

④ 湿性のもつ下向の特徴により、下半身の症状が多く現れる。
　症状：下肢のむくみ、おりもの、頻尿、大便不爽

5）燥邪の特徴

秋によくある邪気。肺に侵入し、津液を消耗し、乾燥の症状を引き起こし、火熱に転化しやすい。

① 燥は乾燥性があり、津液を損傷しやすい。
　症状：口鼻乾燥、咽喉疼痛・渇き、髪の毛の乾燥、皮膚の乾燥、便秘、尿少

② 肺を傷めやすい：肺はデリケートな臓器で、「滋潤を好み」「乾燥を嫌う」特徴がある。燥邪は肺を最も傷つける。
　症状：咳、痰少あるいは無痰、痰の中に血が混じる、喘息、胸痛、鼻血

6）温熱病邪（伏寒化温）の特徴

温熱病邪いわゆる伏寒化温とは、冬に感受した寒邪が体内に潜伏し、春の陽気が昇発する時期に鬱滞・熱化して発病する病邪のことである。

① 病気の初期は裏熱が偏盛している。
　症状：高熱、煩渇（やたらにのどが渇く）、尿赤、苔黄。病邪が営分に入ると、高熱が夜間に悪化、躁擾不安、譫語、舌絳などもみられる

② 陰液を消耗しやすい。
　症状：陰虚内熱がなかなか退かない、疲労、歯の乾燥、舌質絳で乾燥、ひどい場合は虚風内動（p.111）の証候もみられる

7）温毒病邪[※1]の特徴

① 温毒病邪は、風熱時毒[※2]、温熱時毒[※3]を包括している。

② 熱証が偏重しており、燥化して陰を傷めやすい。

③ 伝染性と流行性がある。

※1. 温毒病邪：急性熱病を引き起す邪気。温邪熱毒ともいう。高熱・寒気・頭痛・口渇、つづいて顔面紅腫・咽喉腫痛・斑疹などの症状が出現する。流行性耳下腺炎、丹毒（皮膚の急性炎症）、猩紅熱、化膿性扁桃腺炎、斑疹傷寒などの病気にあたる。

※2. 風熱時毒：時毒とは季節性の流行病を引き起こす邪気。温毒。病名。風熱時毒とは風邪が熱を挟む邪気を指し、季節性がある。のどの腫れ・疼痛、煩躁不安のようなインフルエンザ、急性咽喉炎、急性気管支炎のような病気を引き起こす邪気。

※3. 温熱時毒：温熱時毒とは温邪が熱を挟む邪気を指し、季節性がある。高熱、頭面部・のどの腫れと疼痛、出血性の発疹、斑疹を特徴としての化膿性扁桃腺炎、猩紅熱などの重病を引き起こす邪気。

8）疫癘の邪気の特徴

① 強烈な伝染性と流行性をもっている。

② 病状は重く、伝変も迅速で症状も複雑で多岐にわたる。

③ 病邪は口・鼻から侵入し、病位を中心とした明確で独特の伝変形式がある。

2. 温病の分類

温病には多くの病証が含まれるが、以下はよく使われている分類である。

1）病証の性質

湿邪を挟んでいるかどうかによる分類である。

① 温熱病：湿邪がない。風温・春温・暑温・温燥・大頭瘟・爛喉痧など

② 湿熱病：湿邪を挟んでいる。暑湿・湿温・伏暑など

2）発病初期に裏熱証があるかどうかによる分類

① 新感温病：風温・暑温・湿温・温燥など

② 伏邪温病：春温・伏暑など

3）病名による分類

① 季節：春温・冬温

② 季節主気：風温・暑温・湿温

③ 臨床症候：大頭瘟・爛喉痧
　④ 伝染性・流行性：温疫

3. 衛気営血と衛気営血弁証

1）衛と衛分証
「衛」とは、体表からの邪気の侵犯を防衛する陽性の物質（特に衛気）とその働きのことで、部位としては主に肺と皮毛に分布する。水穀の精微（飲食物から得られる精気）から化生して、脈外を運行し汗孔の開閉を管理する働きがある。

「衛分証」とは温熱病初期にみられる病証で、病邪が肺と皮毛にある。病位が浅く、病程が短く、病状は軽い。「表証」に相当する。

2）気と気分証
「気」とは、身体の各組織・器官の機能活動を支える物質（特に臓腑の気、経絡の気）とその働きのことである。呼吸によって取り入れる清気と水穀の精微から化生する。

「気分証」とは温熱病邪が多臓腑に侵入して出現する温熱病中期の病証で、正邪相争が激しく起こる裏熱証の時期である。

3）営と営分証
「営」とは、脈中を運行して、人体を営養する物質（特に営気、水穀の精微、津液）で、血の運行、津液の布散、毛髪を潤沢にする、体表を温める、外邪に抵抗する、臓腑および精血津液の固摂（引き締めて固める・固定する）などの働きがある。部位としては主に心と包絡に分布する。

「営分証」は温熱病の極期または後期にみられる病証で、邪熱が心営に入ったもので、営陰の損傷と心神の病変が出現する。

4）血と血分証
「血」とは、脾胃によって水穀の精微から変化した後、脈中を通る営養物質を含む紅色の液体（血液）のことである。

「血分証」は温熱病の最も重篤な段階でみられる病証で、邪熱が深く入り心肝腎の機能失調がみられる。「血分実熱証」「血分虚熱証」「陰虚動風証」に分類される。

4. 温病の治療法

　温病の治療に対して、『葉香岩外感温熱篇』（葉香岩は葉天士の別名）に「衛に在らばこれを汗して可なり、気に到りて才て清気すべし、営に入りてはなお透熱転気

すること可なるも、犀角・玄参・羚羊角などの物のごとし、血に入らば就ち耗血動血を恐れ、直ちにすべからく涼血散血すべし、生地黄・牡丹皮・阿膠・赤芍などの物のごとし」とあり、「衛分証」では発汗法、「気分証」では清気法、「営分証」では透熱転気法、「血分証」では直ちに涼血散血の治療法を行うとしている。

衛分証

　衛分証は、温熱の邪気が肌表を侵犯し、衛気の働きが阻滞したために発生する表熱証であり、外感温熱病の初期に多くみられる。肺は皮毛を合し、一身の気を主る。「肺の位置は最も高いため、必ず最初に邪気に傷つけられる」といわれる。そのため衛分証候は、つねに肺経病変の症状を伴う。

主な症状：発熱、わずかな悪風・悪寒、頭痛、無汗または少汗、舌辺・舌尖紅・舌苔薄白、脈浮数、口乾して少し渇く、または咳嗽、のどの腫痛などの症状を伴う。
　①風熱犯衛証：発熱、微悪風寒、鼻づまり、咽喉腫痛、咳、口微渇、
　　　　　　　舌辺・舌尖紅・舌苔薄白、脈浮数。
　②燥熱犯衛証：発熱、微悪風寒、咳嗽、痰少、のど・鼻の乾燥、口渇、
　　　　　　　舌紅・舌苔白乾、脈浮数。
　③湿熱犯衛証：悪寒、発熱、身熱不揚、頭重痛、心煩、口渇、体が重く感じる、
　　　　　　　倦怠感、胸悶、胃脘部の痞え、舌質赤・舌苔白膩か黄膩、
　　　　　　　脈濡緩。

証候分析：温熱の邪気が肌表を侵し、衛気が阻滞されるため発熱し、悪風や悪寒、無汗か少汗がみられる。温熱邪は陽邪なので、一般的に発熱がひどく悪寒は軽い。温熱邪が表にあるため、舌辺や舌尖が紅く、脈が浮数となる。陽邪は必ず陽絡を傷つけ、清竅（せいきょう）（目・鼻など頭部の竅のこと。転じて頭部のこと）を上擾（じょうじょう）（上部を擾（みだ）すこと）するため頭痛がみられる。邪気が肌表に鬱滞し、衛気が宣散（せんさん）（宣発と発散）できず、肺気も正常に宣降（せんこう）（宣発と粛降（しゅくこう））できなくなり咳嗽が出る。熱が津液を傷つけるため、発病初期には口が乾燥し少しのどが渇く。のどは「肺の門戸」のため、温熱

邪が上部を焼くとのどは紅く腫れて痛む。

立法と方剤：疏風透熱、疏表潤燥、解表清暑、宣表化湿
① 風熱犯衛証：疏風透熱
　　　　　銀翹散：金銀花・連翹・桔梗・薄荷・竹葉・生甘草・荊芥・
　　　　　　　　　淡豆豉・牛蒡子
　　　　　桑菊飲：桑葉・菊花・連翹・薄荷・桔梗・杏仁・芦根・甘草
② 燥熱犯衛証：疏表潤燥
　　　　　桑杏湯：桑葉・杏仁・沙参・貝母・淡豆豉・山梔子皮・梨皮
③ 湿熱犯衛証：解表清暑（湿より熱の症状が目立つ）
　　　　　新加香薷飲：香薷・金銀花・鮮扁豆花・厚朴・連翹
　　　　宣表化湿（熱より湿の症状が目立つ）
　　　　　藿朴夏苓湯：藿香・半夏・赤茯苓・杏仁・生薏苡仁・白豆蔲仁・
　　　　　　　　　　　猪苓・沢瀉・淡豆豉・厚朴

気分証

　気分証は、温熱の邪気が臓腑へ侵入し、正気も邪気も「実」のため、正邪が激しく争い陽熱が亢盛となった裏熱証である。邪気が気分へ入った後、侵す臓腑の違いによりさまざまな型の証候が現れる。例えば、熱壅於肺（熱が肺を塞ぐ）、熱擾胸膈（熱が胸膈を乱す）、熱在肺胃（熱が肺胃にある）、熱迫大腸（熱が大腸に迫る）などである。

主な症状：発熱、悪寒がなく悪熱（暑がる）がある、舌質紅・舌苔黄、脈数。
　　　　　心煩、口渇、尿が濃いなどの症状を伴う。
① 熱壅於肺証：咳、喘息、胸痛、黄色く粘稠な痰。
② 熱擾胸膈証：胸膈部の熱感や焦躁感（心煩懊憹）、座っても横になっても落ち着かない。
③ 熱在肺胃証：自汗、喘息、煩悶、ひどくのどが渇く、舌苔黄燥、脈数など。
④ 熱迫大腸証：胸痞、煩渇、下痢、譫語など。

証候分析：温熱の邪気が気分へ入り、正邪が激しく争って陽熱が亢盛となるため、発熱して悪寒せず、尿が濃い、舌紅で苔黄・脈数となり、邪気が表にないため悪寒がなく、逆に悪熱する。熱がひどければ津を傷めるため口渇し、熱が心神を搔き乱すため心煩する。

① 熱壅於肺では、肺が清粛できず気機不利となるため、咳・喘息や胸痛がみられる。肺熱によって津液が煮つめられるため黄色く粘稠な痰ができる。

② 熱擾胸膈では、胸膈に熱が鬱積して条達(じょうたつ)（気のめぐりを調え疏通させる）しないため、煩悶や懊憹し、座っても横になっても落ち着かない。

③ 熱在肺胃では、熱が肺にあり、肺熱が鬱して蒸されるため、自汗や喘急（喘息・急迫）する。また熱が胃にもあるため、胃中の津液が熱で焼かれ、煩悶し、ひどく喉が渇いて、舌苔黄燥、脈数となる。

④ 肺胃の熱が大腸に下れば、腸熱が甚だしくなり、腸内で便が固まり、その傍らを水様便が流れてゆく「熱結傍流」(ねっけつぼうりゅう)となり、また胸痞、煩渇、下痢、譫語などもみられる。

立法と方剤：清熱宣肺、清透鬱熱、清熱生津、泄熱通便

① 熱壅於肺証：清熱宣肺

麻杏甘石湯：麻黄・杏仁・石膏・炙甘草

② 熱擾胸膈証：清透鬱熱

梔子豉湯：山梔子・淡豆豉

③ 熱在肺胃証：清熱生津

白虎湯：生石膏・知母・甘草・粳米

④ 熱迫大腸証：泄熱通便

増液承気湯：玄参・麦門冬・生地黄・大黄・芒硝

営分証

営分証とは、温熱の邪気が深く内陥した重い段階である。「営」は脈中を行き、心に通じているため、営分証では営陰が受損し、心神（意識）が乱される病変が特徴である。営分は気分と血分の間にあるため、もし邪気が営分から気分に変われば

病状が好転したことを意味し、営分から血分に入れば病状が悪化したことを示す。

主な症状：身熱が夜にひどくなる、口渇はひどくない、心煩、不眠、ひどければ
　　　　　意識不明、譫語、舌蹇（言語困難）、斑疹がうっすらと現れる、舌質紅絳、
　　　　　脈細数。
　① 熱灼営陰証：身熱夜甚（夜に身熱が激しくなる）、口微渇あるいは口渇がない、
　　　　　　　心煩、不眠、斑疹隠隠（発疹）。
　② 熱閉心包証（熱入心包証）：①熱灼営陰証の症状に、意識不明、譫語。

証候分析：邪熱が営分へ入り営陰を消耗すると真陰（腎からつくり出される全身の陰の源）が奪われるため、身熱があり夜間に熱がひどくなる、口乾するがのどはあまり渇かず脈細数となる。営分に熱があって、熱が立ち昇るため、舌質が紅絳となる。もし熱が血絡を駆け巡れば、発疹が見え隠れする。営気は心に通じるため、熱が心神を乱すと、心煩して眠れなくなり、神昏、譫語などがみられる。ここでは「陽明腑実証」の熱盛による神昏・譫語との区別が必要である。「陽明腑実証」の神昏・譫語は、大便秘結、腹部硬痛、舌に苔垢があるなどの症状を伴うことが多いため見分けるのは簡単である。

立法と方剤：清営泄熱、透熱養陰、清熱開竅
　① 熱灼営陰証：清営泄熱、透熱養陰
　　　　　　清営湯：水牛角・生地黄・玄参・竹葉心・麦門冬・丹参・黄連・連翹
　② 熱閉心包証：清熱開竅
　　　　　　涼開三宝：安宮牛黄丸、至宝丹、紫雪丹（涼開三宝の成分は次頁参照）

血分証

　血分証は、衛気営血病変の最終段階で、温熱病の進行における最も深くて重篤な段階である。心は血を主り、肝は蔵血を主るため、邪熱が血分に入れば、必ず心肝の両臓に影響する。そして邪熱が長く滞ると、真陰を消耗して、病が腎にお

よぶことが多い。血分証では心、肝、腎の病変が主となり、重篤な症候があるだけでなく、血の消耗（耗血）、動血、陰傷、痙攣（動風）などの臨床症状が現れる。

1）血分実熱証

血分実熱証は、営分の邪気が抜けず血分へ侵入したものが多いが、気分の邪熱が血分へ直接入ったために発生することもある。この病変は心肝の両経が主となっている。

主な症状：発熱、舌質紅絳、脈数。
① 熱入心包証（熱閉心包証）：意識不明、譫語、煩燥。
② 熱盛動血証：吐血、衄血、便血、尿血、斑疹、舌質絳紫、脈細数。
③ 熱盛動風証：頸項強直、痙攣、角弓反張（体が強ばり弓のように体が反り返る）、両目が上向きになる、牙関緊閉、脈弦数。

証候分析：邪熱が血分へ入り、熱による営分の閉証がさらに深く重くなる。血熱が心を乱すため、狂乱する。血分の熱が極となり、血が妄行する（血流が乱れる）ため、さまざまな出血症状が起こる。さらに神昏や譫語、紫や黒の発疹が現れる。血熱がさらに強くなり、舌質が深絳か紫になる。実熱が陰を傷つけて血を消耗するため、脈が細弱となり、血熱が肝経を影響し肝風が内動して、痙攣、抽搐、頸項強直、角弓反張、両目が上向きになる、牙関緊閉（歯をくいしばって口を開けられない）、脈弦数などとなる。

立法と方剤：清熱開竅、清熱涼血、清熱熄風
① 熱入心包証：清熱開竅

　　　　　　以下の涼開三宝が用いられる。
　　　　　安宮牛黄丸：牛黄・鬱金・犀角・黄芩・黄連・山梔子・雄黄・朱砂・竜脳・麝香・真珠・金箔衣
　　　　　至宝丹：　　犀角・玳瑁・琥珀・朱砂・雄黄・竜脳・麝香・牛黄・安息香・金箔・銀箔
　　　　　紫雪丹：　　黄金・生石膏・寒水石・滑石・磁石・青木香・沈香・玄参・升麻・甘草・丁香・犀角粉・羚羊角粉・麝香・

朱砂

② 熱盛動血：清熱涼血

犀角地黄湯：水牛角・生地黄・芍薬・牡丹皮

③ 熱盛動風：清熱熄風

羚羊鈎藤湯：羚羊角・桑葉・川貝母・生地黄・釣藤鈎・菊花・白芍・生甘草・鮮竹筎・茯神

2）血分虚熱証

　血分虚熱証は、血分実熱証が変化して発生することが多く、また営分証から変化したり、病気が長引いて起きることもある。この病変は、肝腎の両経が主となっていることが多い。

主な症状：微熱がつづき、夕方になると発熱して朝は熱が引く、五心煩熱（両手のひらと両足の裏の熱感と焦燥不安）、熱が下がっても汗が出ない、口乾・のどの乾燥、精神疲労、耳聾（難聴）、身体が痩せる、舌質少津、脈虚細。

証候分析：邪熱が血分に長くとどまり肝腎陰虚を起こすため、微熱がつづき、夕方は発熱して朝は熱が引く、五心煩熱などがみられる。陰精が消耗し清竅を潤せないため、口乾咽燥、舌少津、難聴などがみられる。陰精が虧損し神が養われないため精神疲労がみられる。陰精が血液とともに虧損し、肢体は滋潤や濡養されないために痩せる。精血不足のため脈虚細がみられる。

立法と方剤：養血滋陰清熱

加減復脈湯：炙甘草・生地黄・生白芍・麦門冬・阿膠・麻子仁

3）陰虚動風証

主な症状：手足蠕動（手足が不随意に動く）、手足が弛緩と痙攣をくり返す（瘈瘲）、身体が痩せる、唇・舌の乾燥や萎縮、歯が乾燥し艶を失う、目が凹み視力減退、激しい動悸、顴（頬）部赤。

証候分析：陰虚で虚風内動（p.111）して筋脈が養われないため、手足蠕動、瘈瘲が起こる。

立法と方剤：滋陰清熱

　　　　　　三甲復脈湯：牡蛎・鼈甲・亀板・炙甘草・乾地黄・白芍・麦冬・阿膠・麻子仁

　　　　　　大定風珠：　生牡蛎・生鼈甲・生亀板・炙甘草・乾地黄・生白芍・麦門冬・阿膠・麻子仁・五味子・鶏子黄

衛気営血の伝変と病機

1. 衛気営血の伝変

『葉香岩外感温熱篇』に「温邪は上で受け、先ず肺を侵し、心包へと逆伝する。肺は気を主って衛に属し、心は血を主って営に属す」とあり、また「おおよその見解では、衛の後ろでは気といっており、営の後ろでは血といっている」とも述べている。

　衛気営血弁証は、病位の浅深、病状の軽重、病程の先後を表している弁証である。病気の過程は下記のように変化していく。

1）順伝

　一般的に温熱邪気は、衛分 → 気分 → 営分 → 血分の順に伝入し、心包に入って心神を蒙閉（覆い被さり困窮させること）する「心包証」もみられる。衛分から徐々に血分へと入っていくように、邪気が一歩一歩と深く入り、病状も段々と重くなっていくこととなる。

2）逆伝

　正気が虚弱である場合には、衛分証からすぐに営分証や意識障害を呈する「心包証」が発生することがあり、これを「逆伝」という。

　　　　衛分 ──気分──▶ 営分
　　　　気分 ──営分──▶ 血分

2. 衛気営血の伝変の病機

　発病初期に必ずしも衛分証が現れるとは限らず、すぐに気分や営分、血分の証候が現れる場合もある。あるいは衛分証候が現れても時間が短く、すぐに気分や営分、血分の病変になったり、時には衛分から気分、営分、血分へと進行する過程において、衛分の証候が完全に消えていないにもかかわらず気分の証候が現れ

たり、あるいは気分の証候が存在しているにもかかわらず営分や血分の証候が同時に現れることもある。

　そのため温病が発生から進行、変化する過程で、衛気営血の４段階に明確に分けられないこともある。例えば、すでに邪が営分に入っているにもかかわらずまだ気分熱が盛んだったり、すでに神昏、譫語、口渇、舌絳がみられるが、依然として舌苔が黄白色だったりする場合があるが、それはまだ気分の邪気のすべてが営分へ入っていないことの現れである。

　とりわけ熱邪が血分に入った後は、依然として多くの営分症状が残っている。さらに熱の勢いが増せば、気分や営分に熱があるだけでなく、血分も焼かれるため痙攣や抽搐などの症状が現れる場合もある。

　また衛分証から始まったものの、口渇や煩躁など気分証を経ずに、神昏や譫語、舌絳などの営分証が出現することもある。これは「衛熱陥入営分」と呼ばれ、邪気が通常の伝変通りに進行せず、病状変化が速くて重い症状である。

　もし温病の内熱が裏から表に達するものであれば、それは衛分から始まった病ではない。発病と同時に気分証となったり、営分証、血分証となるケースもある。もし外感の邪気が内熱を誘発させれば、両者が一緒に症状を起こすため裏熱があるが、無汗や悪寒などの衛分証がみられる。

　次の図表を参考にしていただきたい。

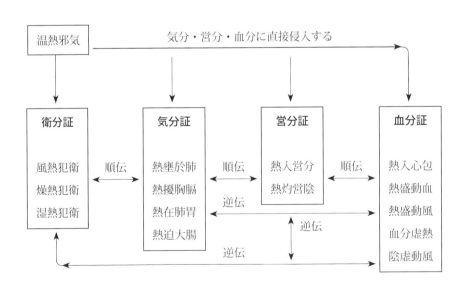

第4章のポイント

1. 衛気営血弁証を創出した人物と書

2. 衛気営血弁証の概念および概要

3. 衛分証、気分証、営分証、血分証
    衛気営血弁証に関わる温熱の邪気が口鼻から侵入して体内に伝変し、さらに傷陰耗血する過程を4つの証候にまとめたものであり、温熱病の進行病機が浅から深へ、軽から重へと移り変わる4つの段階を示したものでもある。

4. 温病を引き起こす邪気は

5. 衛気営血と衛気営血弁証についての理解

6. 衛気営血弁証の治療法
    温病の治療に対して、「衛分証」では発汗法、「気分証」では清気法、「営分証」では透熱転気法、「血分証」では直ちに涼血散血の治療法を行う。

7. 衛気営血弁証における各証の主な症状、立法と方剤

8. 衛気営血の伝変と病機
    ① 順伝
    ② 逆伝

第5章

三焦弁証

温病弁証2

清の呉鞠通は『温病条辨』で温病を上焦・中焦・下焦の三焦に分けた三焦弁証を提起し、これが温病を弁証する方法の一つとなった。三焦弁証は『黄帝内経』にある三焦の所属部位に関する概念をもとに、『傷寒論』と葉天士の「衛気営血弁証」を組み合わせて、温病の伝変をその規律の特徴と関連づけてまとめたものである。

三焦弁証の概念

『黄帝内経』霊枢・営衛生会篇には「その上焦というのは、胃の上口（賁門付近）を起点とし、横隔膜を貫き胸中にひろがる。……中焦もまた上焦と同じく胃と並んだところにあり、（中焦の気は）上焦の後ろから出ているのである。……下焦は、糟粕を別途で廻腸より下へ送り、水液を膀胱へ注ぎ滲入する」と、人体を上焦・中焦・下焦の三焦という3つの部位に分けた記載があった。

同書に「上焦は霧の如し、中焦は漚の如し、下焦は瀆の如し」、また『黄帝内経』素問・五臓別論篇に「夫れ胃、大腸、小腸、三焦、膀胱、此の五者は、天気の生ずる所也。其の気は天に象る。故に瀉して蔵さず。此れ五臓の濁気を受く。名づけて伝化の腑と曰ふ」、『黄帝内経』霊枢・本輸篇に「三焦は全身の水道を通調でき、故に中瀆の府といい、水道の出は膀胱に属しており、五臓との表裏関係がない孤腑である」とあるように、三焦は六腑に属し、その働きは水液を運行し、津液を気化するものである。

呉鞠通は、三焦に属する臓腑が、温病の病機においてどのように病理変化するかに注目し、その証候の特徴や伝変の規律を『温病条辨』で詳らかにした。三焦弁証は、温病の病位を区別して伝変について説明し、病証を弁明し、その上で治療方法を立てるもので、中医学の弁証論治を補完する理論体系であるといえる。

三焦弁証と臓腑

三焦弁証は、上焦・中焦・下焦の三焦に所属する臓腑の病理変化ならびに証候を明らかにしたものだが、温病の初期・中期・後期の三期を解説したものともい

える。その証候としては、

　上焦は、手太陰肺経・手厥陰心包経の証候……温病の初期
　中焦は、足陽明胃経・手陽明大腸経・足太陰脾経の証候……温病の中期（極期）
　下焦は、足少陰腎経・足厥陰肝経の証候……温病の末期

である。一般的に病は、上から下へ、浅から深へと進むが、三焦弁証は「上焦に始まり、下焦に終わる」という、上から下への伝変を重視した新たな観点に立っている。例えば、初期段階では温熱の邪気が口鼻から入るとまず肺衛を侵す。肺衛の邪は気分に伝入する伝変経路のほかに、直接営分に伝入することがあり、これは逆伝心包証とよばれ、比較的重篤な症候を呈する。この伝変の規律を「温邪上に受ければ、まず肺を侵し、心包に逆伝する」という。

上焦病証

　温病は、口や鼻から入り上から下へと進む。鼻は肺に通じており、手太陰肺経に属している。

　したがって温病に感染すると、まず肺衛が邪気を受けた症状が出現する。温邪が肺を侵した後は、2つの伝変傾向に分かれる。1つは順伝であり、邪気が上焦から中焦へと伝入するため足陽明胃経の証候が現れる。もう1つは逆伝で、肺衛から手厥陰心包経へと伝入するもので、伝入すると邪陥心包の証候が出現する。

1. 主な症状

1) 風熱犯衛証（衛分証）

発熱、微悪風寒、鼻づまり、のどの腫痛、咳、口微渇。舌辺・舌尖紅、舌苔薄白、脈浮数。

2) 暑邪犯衛証

発熱、微悪寒、汗出、口渇、咳嗽、尿少で色が濃い。

※暑邪が肺を侵し宣発粛降作用が失調した状態であり、熱熾傷津が特徴。

3) 燥熱犯衛証（温燥証）

発熱、微悪風寒、咳嗽、痰少、咽乾、鼻の乾燥感、口渇。舌質紅、舌苔白乾、脈浮数。

4）熱壅於肺証（気分証）

発熱、汗出、口渇、咳、喘息、胸痛、黄色い粘稠な痰。

5）湿熱阻肺証

悪寒、身熱不揚、胸悶、咳嗽。舌苔薄白、脈濡緩。

6）熱閉心包証（営分証）

意識不明、譫語、舌蹇（言語困難）、四肢厥冷。

※衛分証から引きつづき意識障害を呈する病証。衛気営血弁証の熱入心包証を参照（p.98）。

7）湿蒙心包証

意識朦朧（意識が時々はっきりし時々朦朧とする）、舌蹇。舌苔垢膩。

2. 証候分析

邪気が上焦を侵し、肺は皮毛と合して表を管理しているため悪風寒がある。肺は化気の働きがあるが、肺病では化気できず、気鬱となるため身熱がみられる。咳は肺気が上逆した症状である。午後に気温が高まると、陰分が火に尅されて濁陰の邪が下り、周囲の陽気が強いため内火が旺盛となり午後の高熱となる。温熱の邪気が表にあるため脈浮数となる。また邪気が上焦にあるので両寸脈（脈診部位の上焦）だけが大きくなる。

「舌は心の竅」であり、温邪が心包へ逆伝すると言語困難となり、心陽が体内で鬱滞するために手足が冷たくなる。熱が心に迫ると、神明が乱れるため神昏や譫語が起こる。したがって本証による四肢厥冷は「陽」であり、陰寒によって起こる肘膝の厥冷と鑑別しなければならない。

3. 立法と方剤

1）立法

軽清宣透、宣表化湿、清営泄熱

2）方剤

① 桑菊飲：　桑葉・菊花・連翹・薄荷・桔梗・杏仁・芦根・甘草
② 清営湯：　水牛角・生地黄・玄参・竹葉心・麦門冬・丹参・黄連・連翹
③ 涼開三宝：安宮牛黄丸、紫雪丹、至宝丹（p.99 参照）

中焦病証

　温病が上焦から始まり中焦に順伝すれば、脾胃の証候が現れる。脾と胃は表裏関係ではあるが、特徴が異なっている。胃の性質は潤いを好んで乾燥を嫌い、乾燥すれば濁気が通じず気が塞がるが、邪気が中焦へ入って燥化すれば、陽明の燥熱証候が出現する。また脾の性質は乾燥を好んで湿を嫌い、湿は脾気を抑えて遮断し、正常に運化できなくなるため、もし邪気が中焦へ入って湿化すれば、太陰脾経の湿熱証候となる。

1. 主な症状

1）陽明熱盛証（気分証）

　発熱、悪熱、顔色紅潮、目の充血、汗出、口渇、咽燥（咽頭のイガイガ）、腹満便秘、口乾や唇が割れる。舌苔黄燥・焦黄・黒、脈数で有力。

　※熱邪が陽明経に侵入し、裏熱が旺盛となる。衛気営血弁証の気分証の主な熱の症状と同じ（p.96）。

2）陽明熱結証（気分証）

　日晡潮熱、声が重濁、便秘。舌苔黄・黒・焦燥、脈沈実で有力。

　※熱邪が陽明大腸経に侵入し、大腸の糟粕の伝導失調となる。

3）湿熱鬱腸証

　発熱、煩躁、汗は出るが解熱しない、脘腹部（剣状突起から恥骨までの腹部）の脹痛・痞え、吐き気・嘔吐、下痢、便後不爽、便溏（泥状便）。舌苔黄濁膩、脈滑数。

　※中焦湿熱が大腸に鬱蒸し胃腸の通降機能が失調した病証。

4）湿熱中阻証

　顔色が淡黄色、午後に増悪する身熱不揚、汗が出るが解熱しない、胸脘部の痞え、吐き気・嘔吐、体が重い、倦怠感。舌苔黄膩、脈濡数。

　※湿熱併重で、中焦脾胃の昇降失調を引き起こした病証。

5）湿熱黄疸

　発熱、熱感、全身の鮮明な黄疸、頭汗、口渇、尿量少なく色が濃い。

　※湿熱の邪気が三焦を阻滞し、熱の外散と湿の下降を阻むために、邪熱の出口がなくなって積熱が増大し、胆の疏泄（胆は全身の気の昇発運動を調節する）を失調させ胆汁が外溢した病態。

2. 証候分析

陽熱邪が上炎するため顔や目が紅くなり、邪熱が壅盛（旺盛）となって塞ぐため呼吸が荒くなる。陽明経の燥熱は津を傷め胃は潤いを失うため、身熱や腹満、便秘などの症状だけでなく、口乾や咽燥、唇が割れる、舌焦（焦げたような乾燥した状態）、舌苔が黄か焦黄など、津の虧損と熱結した症状がみられる。沈渋脈は、気機不暢（気がスムーズに流れない）のため、津液が輸布（運んで分散する）しづらい症状である。太陰経の湿熱は熱が湿を蒸発させて上部を蒸し上げるため、顔色が薄黄になり頭脹や身重となる。湿熱困鬱（鬱して障害している）のため気機不暢となり、気の昇降が異常になって胸悶するが、湿邪が中焦を塞ぐため空腹感がなくなる。熱が湿を蒸して、湿が肌腠に鬱滞しているため身熱があるが高くはならない。湿熱が中焦を阻滞しているため、健全に運化できず気がスムーズに流れなくなり小便不利、大便不爽、便溏（泥状便）となる。舌苔が黄膩で、脈が細で濡数は、すべて湿が阻んで熱が鬱滞している状態である。

3. 立法と方剤

1）立法

清熱生津、清透鬱熱、泄熱通便

2）方剤

① 梔子豉湯：　山梔子・淡豆豉
② 白虎湯：　　生石膏・知母・甘草・粳米
③ 増液承気湯：玄参・麦門冬・生地黄・大黄・芒硝
④ 三仁湯：　　飛滑石・杏仁・白通草・白豆蔲仁・竹葉・厚朴・生薏苡仁・半夏

下焦病証

温熱の邪気が足厥陰肝経と足少陰腎経に入り、精血・真陰を消耗した病証で、末期状態となる。肝腎同源といわれ、肝血と腎精は互いに転化し補いあうため、肝血か腎陰が消耗すれば、肝腎陰傷証になることが多い。ただし湿が長くとどまると脾陽が障害され、腎陽が供給されなくなるため陽虚がみられることもある。

1. 主な症状

1）肝腎陰虚証（営分証、血分証）

身熱、顴（頬）紅、口・舌・のどの乾燥、歯に艶がない、唇が割れる、煩躁、五心煩熱（手足心熱）、不眠、精神疲労、難聴。舌質絳・舌苔少、脈虚大。

※邪気が下焦に入り、腎精を消耗する。衛気営血弁証の営分証の熱灼真陰、血分証の虚熱証と同じ。

2）虚風内動（血分証）

手足蠕動（けいしょう）、瘈瘲、心悸、精神疲労、四肢厥冷。

※邪熱が精血を消耗し、肝の陰血が枯渇したために筋脈を濡養できず風動（陰血不足により現れる震え・麻痺・痺れなど）を生じた状態。

2. 証候分析

温病の後期で、邪気が下焦へ侵入すると腎の陰液を損ないやすい。身熱があって顔が赤いのは腎精が虧損し虚熱が内乱している表れで、手・足・心（五心）が熱く手背までおよぶのは陰虚内熱の症候である。口乾や舌燥なども陰液が虧損したことによる。肝は剛臓であり風木に属して筋を管理しているが、腎水によって育てられている。熱邪が長くとどまれば真陰が焼かれ、水が虧損すれば風木が旺盛になり、筋が栄養されなくなるため痙攣、手足蠕動、ひどければ瘈瘲となる。そして心悸がみられるのも、やはり陰虚により水が虧損するためで、虚風内乱したことによる。精神疲労があり虚脈、舌絳、舌苔が少ない、ひどければ脱証のようになるのは、いずれも陰精が消耗している虚証の状態である。

3. 立法と方剤

1）立法

滋陰清熱

2）方剤

① 三甲復脈湯：生牡蛎・生鼈甲・生亀板・炙甘草・乾地黄・生白芍・麦門冬・阿膠・麻子仁

② 大定風珠：　生牡蛎・生鼈甲・生亀板・炙甘草・乾地黄・生白芍・麦門冬・阿膠・麻子仁・五味子・鶏子黄

三焦弁証の伝変規律

　清代に呉鞠通は「温病は口鼻から入り、鼻気は肺を通り、口気は胃を通る。肺病が逆伝すれば則ち心包病を為す。上焦病が治らずば、則ち中焦である脾と胃に伝える也。中焦病が治らずば、則ち下焦である肝と腎に伝える也。上焦から始まり、下焦で終わる」と記している。三焦病の各種証候は、温病が進行する3つの異なった段階を表している。その中で上焦病は温病初期段階で肺病証が表れることが多く、中焦病は温病極期段階で脾胃の病証が現れることが多く、下焦病は温病末期段階で肝腎の病証が現れることが多い。

　伝変は一般的に上焦の手太陰肺経から始まり、そこから中焦・下焦へと伝入するのが順伝である。もし感受した邪気が強く、抵抗力が弱い患者の場合は、邪気が肺衛から手厥陰心包経へと伝入するが、それを逆伝と呼ぶ。

　三焦病の伝変は、邪気の性質や発病した患者の抵抗力の強さなどによって決まる。例えば患者が陰虚体質で、病気に対する抵抗力が強く、感受した邪気も温熱・温毒・風温・温疫・冬温などであり、もし中焦に順伝した場合は燥化することが多く陽明燥化証となり、下焦に伝入すれば肝腎陰虚証となる。患者が陽虚体質で病気に対する抵抗力が弱く、感受した邪気が寒湿邪であり、もし中焦に順伝した場合は湿化することが多く太陰湿化証となり、下焦に伝入すれば湿久傷陽（湿が長引いて脾陽を傷め、腎陽が少なくなる）証となる。ただ暑邪が湿熱とともに中焦へ伝入すれば、燥化する場合も湿化する場合もある。それが下焦へ伝入すれば、陰を傷める場合も陽を傷める場合もある。どのような邪気が中心となっているかによって異なってくる。

　三焦病の伝変病機は、上から下へと進行するとはいえ、それは一般的な場合に過ぎず、絶対的なものではない。例えば病邪が上焦を侵しても、治療によって治癒し伝変しない場合もある。また上焦から下焦へ直接伝入したり、あるいは中焦からさらに肝腎へ伝入する場合もあるが、これは六経病証の循経伝や越経伝と似ている。さらには初期から中焦の太陰病証候がみられたり、発病したと同時に厥陰症状が現れるケースもあるが、それも六経病証の直中と似ている。そのほかにも三焦のうち二焦の症状が現れたり、邪気が三焦全体に広がったりすることもあるが、それも六経の合病や併病と似ている。

温病学説と傷寒学説の比較

温病学説は、漢代に張仲景が『傷寒雑病論』で提唱した傷寒学説と同じように外感病に対する理論であるが、それぞれ異なる理論をもつため、臨床では臨機応変に応用して診断と治療を行うべきである。

● 温病学説と傷寒学説の比較

分類	温病学説		傷寒学説
弁証方法	衛気営血	三焦	六経
病因	熱邪を強調 風邪・暑邪・火邪・湿邪・疫癘		寒邪を強調 風邪・寒邪
病機	肺衛を冒し、つづいて肺胃熱盛		寒邪束表、化熱入裏
病理	傷陰に偏重		傷陽に偏重
症状	表熱証 営血証を詳述		表寒証 亡陽証を詳述
立法用薬	養陰を主とする、辛涼薬を用いる		温陽を主とする、辛温薬を用いる

第5章のポイント

1. 『黄帝内経』の記載

『黄帝内経』霊枢・営衛生会篇に「上焦は霧の如し、中焦は漚の如し、下焦は瀆の如し」の記載がある。

2. 『温病条辨』と三焦弁証

清の呉鞠通は『温病条辨』で温病を上焦・中焦・下焦の三焦に分けた三焦弁証を提起し、これが温病を弁証する方法の一つとなった。

3. 三焦弁証の内容

三焦弁証は、上焦・中焦・下焦の三焦に所属する臓腑の病理変化ならびに証候を明らかにしたものだが、温病の初期・中期・後期の三期を解説したものともいえる。

三焦弁証の証候としては、

  上焦は、手太陰肺経・手厥陰心包経の証候　……温病の初期

  中焦は、足陽明胃経・手陽明大腸経・足太陰脾経の証候

              ……温病の中期（極期）

  下焦は、足少陰腎経・足厥陰肝経の証候　……温病の末期

4. 三焦病証各証の症状、立法と方剤

5. 温病学説と傷寒学説の比較

【附】
本教科書に登場する中薬一覧表

【附】本教科書に登場する中薬一覧表 五十音順

中薬	性	味	帰経	功能	分類
阿膠 あきょう	平	甘	肺・肝・腎	補血・滋陰・潤肺・止血	補血
安息香 あんそくこう	温	辛苦	心・肝・脾・胃	闢穢開竅・行気活血	開竅
葳蕤 いずい（玉竹）（ぎょくちく）	微寒	甘	肺・胃	養陰潤燥・生津止渇	補陰
茵蔯蒿 いんちんこう	微寒	苦辛	脾・胃・肝・胆	利湿退黄・解毒療瘡	利湿退黄
鬱金 うこん	寒	辛苦	肝・胆・心	活血止痛・行気解鬱・清心涼血・利胆退黄	活血止痛
烏梅 うばい	平	酸渋	肝・脾・肺・大腸	斂肺止咳・渋腸止瀉・安蛔止痛・生津止渇	収渋
烏薬 うやく	温	辛	肺・脾・腎・膀胱	行気止痛・温腎散寒	理気
延胡索 えんごさく	温	辛苦	心・肝・脾	活血・行気・止痛	活血止痛
黄耆 おうぎ	微温	甘	脾・肺	健脾補中・昇陽挙陥・益衛固表・利尿・托毒生肌	補気
黄芩 おうごん	寒	苦	肺・胆・脾・胃・大腸・小腸	清熱燥湿・瀉火解毒・止血・安胎	清熱燥湿
罌粟殻 おうぞくかく	平	酸渋・有毒	肺・大腸・腎	渋腸止瀉・斂肺止咳・止痛	収渋
黄柏 おうばく	寒	苦	腎・膀胱・大腸	清熱燥湿・瀉火除蒸・解毒療瘡	清熱燥湿
黄連 おうれん	寒	苦	心・脾・胃・胆・大腸	清熱燥湿・瀉火解毒	清熱燥湿
遠志 おんじ	温	苦辛	心・腎・肺	安神益智・袪痰開竅・消散癰腫	養心安神
槐花 かいか	微寒	苦	肝・大腸	涼血止血・清肝瀉火	涼血止血
薤白 がいはく	温	辛苦	肺・胃・大腸	通陽散結・行気導滞	理気
海螵蛸 かいひょうしょう	微温	鹹渋	肝・腎	固精止帯・収斂止血・制酸止痛・収湿斂瘡	収渋
海浮石 かいふせき	寒	鹹	肺・腎	清肺化痰・軟堅散結・利尿通淋	清化熱痰
荷梗 かこう	平	苦	肝・脾・胃	通気寛胸・和胃安胎	袪暑
訶子 かし	平	苦酸渋	肺・大腸	渋腸止瀉・斂肺止咳・利咽開音	収渋
葛花 かっか	平	甘	脾・胃	解酒毒・醒脾和胃	辛涼解表
藿香 かっこう	微温	辛	脾・胃・肺	化湿・止嘔・解暑	化湿

中薬	性	味	帰経	功能	分類
葛根 かっこん	涼	甘辛	脾・胃	解肌退熱・透疹・生津止渇・昇陽止瀉	辛涼解表
滑石 かっせき	寒	甘淡	膀胱・肺・胃	利尿通淋・清熱解暑・収湿斂瘡	利尿通淋
荷葉 かよう	平	苦渋	肝・脾・胃	清暑利湿・昇陽止血	祛暑
訶梨勒皮 かりろくひ	温	苦酸渋	肺・胃・大腸	斂肺・渋腸・下気・利咽	収渋
瓜蔞 かろ	寒	甘微苦	肺・胃・大腸	清熱化痰・寛胸散結・潤腸通便	清化熱痰
乾姜 かんきょう	熱	辛	脾・胃・腎・心・肺	温中散寒・回陽通脈・温肺化飲	温裏
甘遂 かんずい	寒	苦・有毒	肺・腎・大腸	瀉水逐飲・消腫散結	峻下逐水
寒水石 かんすいせき	寒	辛鹹	心・胃・腎	清熱瀉火	清熱瀉火
甘草 かんぞう	平	甘	心・脾・肺・胃	補脾益気・祛痰止咳・緩急止痛・清熱解毒・調和諸薬・緩和薬性	補気
款冬花 かんとうか	温	辛微苦	肺	潤肺下気・止咳化痰	止咳平喘
桔梗 ききょう	平	苦辛	肺	宣肺・祛痰・利咽・排膿	清化熱痰
菊花 きくか	微寒	辛甘苦	肺・肝	疏散風熱・平抑肝陽・清肝明目・清熱解毒	辛涼解表
亀甲 きこう	寒	甘	腎・肝・心	滋陰潜陽・益腎健骨・養血補心	補陰
枳殻 きこく	温	苦辛酸	脾・胃・大腸	破気除痞・化痰消積	理気
枳実 きじつ	温	苦辛酸	脾・胃・大腸	破気除痞・化痰消積	理気
橘紅 きっこう	温	辛苦	脾・肺	理気健脾・燥湿化痰	理気
橘皮 きっぴ	温	辛苦	脾・肺	理気健脾・燥湿化痰	理気
亀板 きばん	寒	鹹甘	腎・肝・心	滋陰潜陽・清虚熱・益腎強骨・固経止崩・養血補心	補陰
羌活 きょうかつ	温	辛苦	膀胱・腎	解表散寒・祛風勝湿・止痛	辛温解表
僵蚕 ぎょうさん	平	鹹辛	肝・肺・胃	祛風定驚・化痰散結	熄風止痙
杏仁 きょうにん	微温	苦・小毒	肺・大腸	止咳平喘・潤腸通便	止咳平喘
蜣螂 きょうろう	寒	鹹・有毒	胃・肝・大腸	解毒・消腫・通便	その他
金銀花 きんぎんか	寒	甘	肺・心・胃	清熱解毒・疏散風熱	清熱解毒

中薬	性	味	帰経	功能	分類
銀柴胡　ぎんさいこ	微寒	甘	肝・胃	清虚熱・除疳熱	清虚熱
金鈴子　きんれいし	寒	苦・小毒	肝・胃・小腸・膀胱	行気止痛・殺虫	理気
藕節　ぐうせつ	平	甘渋	肝・肺・胃	収斂止血	収斂止血
枸杞子　くこし	平	甘	肝・腎	滋補肝腎・益精明目	補陰
苦参　くじん	寒	苦	心・肝・脾・胃・大腸・膀胱	清熱燥湿・殺虫・利尿	清熱燥湿
瞿麦　くばく	寒	苦	心・小腸	利尿通淋・破血通経	利尿通淋
荊芥　けいがい	微温	辛	肺・肝	祛風解表・透疹消瘡・止血	辛温解表
桂枝　けいし	温	辛甘	心・肺・膀胱	発汗解肌・温通経脈・助陽化気	辛温解表
鶏子黄　けいしおう	平	甘	心・腎	滋陰潤燥・養血熄風	その他
鶏内金　けいないきん	平	甘	脾・胃・小腸・膀胱	消食健胃・渋精止遺	消食
血竭　けっけつ	平	甘鹹・小毒	肝	活血定痛・化瘀止血・斂瘡生肌	活血療傷
芫花　げんか	温	苦辛・有毒	肺・脾・腎	瀉水逐飲・祛痰止咳・殺虫療瘡	峻下逐水
芡実　けんじつ	平	甘渋	脾・腎	益腎固精・健脾止瀉・除湿止帯	収渋
玄参　げんじん	微寒	甘苦鹹	肺・胃・腎	清熱涼血・瀉火解毒・滋陰	清熱涼血
膠飴　こうい	温	甘	脾・胃・肺	補益中気・緩急止痛・潤肺止咳	補気
紅花　こうか	温	辛	心・肝	活血通経・祛瘀止痛	活血調経
香薷　こうじゅ	微温	辛	肺・脾・胃	発汗解表・化湿和中・利水消腫	辛温解表
香豉　こうち	涼	苦辛	肺・胃	解表・除煩・宣発鬱熱	辛涼解表
香附子　こうぶし	平	辛微苦微甘	肝・脾・三焦	疏肝解鬱・調経止痛・理気調中	理気
粳米　こうべい	平	甘	胃・肺・脾	補中益気・健脾和胃・除煩渇・止瀉痢	補気
厚朴　こうぼく	温	苦辛	脾・胃・肺・大腸	燥湿消痰・下気除満	化湿
藁本　こうほん	温	辛	膀胱	祛風散寒・除湿止痛	辛温解表
高良姜　こうりょうきょう	熱	辛	脾・胃	散寒止痛・温中止嘔	温裏

中薬	性	味	帰経	功能	分類
牛黄　ごおう	涼	甘	心・肝	化痰開竅・涼肝熄風・清熱解毒	熄風止痙
胡黄連　こおうれん	寒	苦	肝・胃・大腸	退虚熱・除疳熱・清湿熱	清虚熱
氷砂糖　こおりざとう	平	甘	肺・脾	健脾和胃・潤肺止咳	その他
牛膝　ごしつ	平	苦甘酸	肝・腎	活血通経・補肝腎・強筋骨・利水通淋・引火下行	活血調経
呉茱萸　ごしゅゆ	熱	辛苦・小毒	肝・脾・胃・腎	散寒止痛・降逆止嘔・助陽止瀉	温裏
五倍子　ごばいし	寒	酸渋	肺・大腸・腎	斂肺降火・止咳止汗・渋腸止瀉・固精止遺・収斂止血・収湿斂瘡	収渋
琥珀　こはく	平	甘	心・肝・膀胱	鎮驚安神・活血化瘀・利尿通淋	重鎮安神
牛蒡子　ごぼうし	寒	辛苦	肺・胃	疏散風熱・宣肺祛痰・利咽透疹・解毒消腫	辛涼解表
胡麻　ごま	平	甘	肝・腎・大腸	補肝腎・潤腸燥	補陰
五味子　ごみし	温	酸甘	肺・心・腎	収渋固渋・益気生津・補腎寧心	収渋
五霊脂　ごれいし	温	苦鹹甘	肝	活血止痛・化瘀止血	活血止痛
犀角　さいかく（水牛角）すいぎゅうかく	寒	苦	心・肝	清熱涼血・解毒・定驚	清熱涼血
柴胡　さいこ	微寒	苦辛	肝・胆	解表退熱・疏肝解鬱・昇挙陽気	辛涼解表
細辛　さいしん	温	辛・小毒	肺・腎・心	解表散寒・祛風止痛・温肺化飲・通竅	辛温解表
砂仁　さにん	温	辛	脾・胃・腎	化湿行気・温中止瀉・安胎	化湿
山楂子　さんざし	微温	酸甘	脾・胃・肝	消食化積・行気散瘀	消食
山梔子　さんしし	寒	苦	心・肺・三焦	瀉火除煩・清熱利湿・涼血解毒・涼血止血	清熱瀉火
山茱萸　さんしゅゆ	微温	酸渋	肝・腎	補益肝腎・収渋固渋	収渋
酸棗仁　さんそうにん	平	甘酸	心・肝・胆	養心益肝・安神・斂汗	養心安神
山薬　さんやく	平	甘	脾・肺・腎	補脾養胃・生津益肺・補腎渋精	補気
紫苑　しおん	微温	苦辛甘	肺	潤肺化痰止咳	止咳平喘
絲瓜絡　しからく	平	甘	肺・胃・肝	祛風・通絡・活血	祛風湿熱
地骨皮　じこっぴ	寒	甘	肺・肝・腎	涼血除蒸・清肺降火	清虚熱

中薬	性	味	帰経	功能	分類
磁石　じせき	寒	鹹	心・肝・腎	鎮驚安神・平肝潜陽・聡耳明目・納気平喘	重鎮安神
紫蘇子　しそし	温	辛	肺・大腸	降気化痰・止咳平喘・潤腸通便	止咳平喘
児茶　じちゃ	平	苦渋	肺・脾・大腸・肝・胆	活血療傷・収湿斂瘡・止血生肌・清肺化痰	活血療傷
柿蒂　してい	平	苦渋	胃	降気止呃	理気
沙苑蒺藜　しゃおんしつり（沙苑子）（しゃおんじ）	温	甘	肝・腎	補腎固精・養肝明目	補陽
麝香　じゃこう	温	辛	心・脾	開竅醒神・活血通経・消腫止痛	開竅
沙参　しゃじん	微寒	甘微苦	肺・胃	養陰清肺・益胃生津	補陰
車前子　しゃぜんし	微寒	甘	肝・腎・肺・小腸	利尿通淋・滲湿止瀉・明目・祛痰	利尿通淋
䗪虫　しゃちゅう	寒	鹹・小毒	肝	破血逐瘀・続筋接骨	活血療傷
熟地黄　じゅくじおう	微温	甘	肝・腎	補血養陰・填精益髄	補血
朱砂　しゅさ	微寒	甘・有毒	心	清心鎮驚・安神解毒	重鎮安神
棕櫚炭　しゅろたん	平	苦渋	肝・肺・大腸	収斂止血	収斂止血
小茴香　しょういきょう	温	辛	肝・腎・脾・胃	散寒止痛・理気和胃	温裏
生姜　しょうきょう	温	辛	肺・脾・胃	解表散寒・温中止嘔・温肺止咳	辛温解表
生姜皮　しょうきょうひ	涼	辛	肺・脾・胃	和脾行水消腫	利水消腫
小薊　しょうけい	涼	甘苦	心・肝	涼血止血・散瘀解毒消癰	涼血止血
生地黄　しょうじおう	寒	甘苦	心・肝・腎	清熱涼血・養陰生津	清熱涼血
硝石　しょうせき（赤硝）（せきしょう）	大温	辛苦鹹	胃・大腸・三焦	散寒・利水通淋・破堅積・散毒消腫	温裏
小麦　しょうばく	微寒	甘	心	養心除煩	養心安神
菖蒲　しょうぶ	温	辛苦	心・胃	開竅醒神・化湿和胃・寧神益志	開竅
升麻　しょうま	微寒	辛微甘	肺・脾・胃・大腸	解表透疹・清熱解毒・昇挙陽気	辛涼解表
蜀椒　しょくしょう	温	辛	脾・胃・腎	温中止痛・殺虫止痒	温裏
地竜　じりゅう	寒	鹹	肝・脾・膀胱	清熱定驚・通絡・平喘・利尿	熄風止痙

中薬	性	味	帰経	功能	分類
秦艽 じんぎょう	平	辛苦	胃・肝・胆	袪風湿・通絡止痛・退虚熱・清湿熱	袪風湿熱
神曲 しんきょく	温	甘辛	脾・胃	消食和胃	消食
沈香 じんこう	微温	辛苦	脾・胃・腎	行気止痛・温中止嘔・納気平喘	理気
真珠 しんじゅ	寒	鹹甘	肝・心	安神定驚・明目消翳・解毒生肌	熄風止痙
秦皮 しんぴ	寒	苦渋	肝・胆・大腸	清熱燥湿・収渋止痢・止帯・明目	清熱燥湿
西瓜翠衣 せいかすいい	涼	甘	心・胃・肺・腎	解暑除煩・止渇利尿	袪暑
青蒿 せいこう	寒	苦辛	肝・胆	清透虚熱・涼血除蒸・解暑・截瘧	清虚熱
青黛 せいたい	寒	鹹	肝・肺	清熱解毒・涼血消斑・清肝瀉火・定驚	清熱解毒
青皮 せいひ	温	苦辛	肝・胆・胃	疏肝破気・消積化滞	理気
青木香 せいもっこう	寒	辛苦	肝・胃	行気止痛・解毒消腫	理気
西洋人参 せいようじん	涼	甘微苦	肺・心・腎・脾	補気養陰・清熱生津	補気
石葦 せきい	微寒	甘苦	肺・膀胱	利尿通淋・清肺止咳・涼血止血	利尿通淋
赤芍 せきしゃく	微寒	苦	肝	清熱涼血・散瘀止痛	清熱涼血
石決明 せっけつめい	寒	鹹	肝	平肝潜陽・清肝明目	平抑肝陽
石膏 せっこう	大寒	甘辛	肺・胃	清熱瀉火・除煩止渇・斂瘡生肌・収湿止血	清熱瀉火
石斛 せっこく	微寒	甘	胃・腎	益胃生津・滋陰清熱	補陰
川烏 せんう	熱	辛苦・有毒	心・肝・腎・脾	袪風湿・温経止痛	袪風寒湿
全蠍 ぜんかつ	平	辛・有毒	肝	熄風鎮痙・攻毒散結・通絡止痛	熄風止痙
川芎 せんきゅう	温	辛	肝・胆・心包	活血行気・袪風止痛	活血止痛
前胡 ぜんこ	微寒	苦辛	肺	降気化痰・疏散風熱	清化熱痰
穿山甲 せんざんこう	微寒	鹹	肝・胃	活血消癥・消腫排膿・通経・下乳	破血消癥
茜草 せんそう	寒	苦	肝	涼血化瘀止血・通経	化瘀止血
茜草根 せんそうこん	寒	苦	肝・心	行血止血・通経活絡・止咳袪痰	化瘀止血

中薬	性	味	帰経	功能	分類
蝉退 せんたい	寒	甘	肺・肝	疏散風熱・利咽開音・透疹・明目退翳・熄風止痙	辛涼解表
旋覆花 せんぷくか	微温	苦辛鹹	肺・胃	降気行水化痰・降逆止嘔	温化寒痰
川楝子 せんれんし	寒	苦・小毒	肝・胃・小腸・膀胱	行気止痛・殺虫	理気
草烏 そうう	熱	辛苦・有毒	心・肝・腎・脾	祛風湿・温経止痛	祛風寒湿
草果 そうか	温	辛	脾・胃	燥湿温中・除痰截瘧	化湿
桑寄生 そうきせい	平	苦甘	肝・腎	祛風湿・補肝腎・強筋骨・安胎	祛風湿強筋骨
蒼朮 そうじゅつ	温	辛苦	脾・胃・肝	燥湿健脾・祛風散寒	化湿
灶心黄土 そうしんおうど	温	辛	脾・胃	温中止血・止嘔・止瀉	温経止血
草豆蔲 そうずく	温	辛	脾・胃	燥湿行気・温中止嘔	化湿
葱白 そうはく	温	辛	肺・胃	発汗解表・散寒通陽	辛温解表
桑白皮 そうはくひ	寒	甘	肺	瀉肺平喘・利水消腫	止咳平喘
桑螵蛸 そうひょうしょう	平	甘鹹	肝・腎	固精縮尿・補腎助陽	収渋
桑葉 そうよう	寒	甘苦	肺・肝	疏散風熱・清肺潤燥・平抑肝陽・清肝明目	辛涼解表
側柏葉 そくはくよう	寒	苦渋	肺・肝・脾	涼血止血・化痰止咳・生髪烏髪	涼血止血
蘇合香 そごうこう	温	辛	心・脾	開竅醒神・辟穢・止痛	開竅
鼠婦 そふ	温	酸	肝・腎	破血・利水・解毒・止痛	その他
蘇葉 そよう	温	辛	肺・脾	解表散寒・行気寛中	辛温解表
大黄 だいおう	寒	苦	脾・胃・肝・大腸・心包	瀉下攻積・清熱瀉火・涼血解毒・逐瘀通経	攻下
大薊 だいけい	涼	甘苦	心・肝	涼血止血・散瘀解毒消癰	涼血止血
大戟 たいげき	寒	苦・有毒	肺・脾・腎	瀉水除湿・逐痰滌飲	峻下逐水
代赭石 たいしゃせき	寒	苦	肝・心	平肝潜陽・重鎮降逆・涼血止血	平抑肝陽
大棗 たいそう	温	甘	脾・胃・心	補中益気・養血安神	補気
大腹皮 だいふくひ	微温	辛	脾・大腸・胃・小腸	行気寛中・利水消腫	理気

中薬	性	味	帰経	功能	分類
玳瑁 たいまい	寒	甘	心・肝	鎮心平肝・清熱解毒	平抑肝陽
沢瀉 たくしゃ	寒	甘	腎・膀胱	利水消腫・滲湿・泄熱	利水消腫
檀香 だんこう	温	辛	胃・心・肺	行気止痛・散寒調中	理気
丹参 たんじん	微寒	苦	心・心包・肝	活血調経・祛瘀止痛・涼血消癰・除煩安神	活血調経
淡竹葉 たんちくよう	寒	甘淡	心・胃・小腸	清熱瀉火・除煩・利尿	清熱瀉火
淡豆豉 たんとうし	涼	苦辛	肺・胃	解表・除煩・宣発鬱熱	辛涼解表
胆南星 たんなんせい	涼	苦微辛	肝・胆	清熱化痰・熄風定驚	清化熱痰
竹茹 ちくじょ	微寒	甘	肺・胃	清熱化痰・除煩止嘔	清化熱痰
竹葉 ちくよう	寒	甘辛淡	心・胃・小腸	清熱瀉火・除煩・生津・利尿	清熱瀉火
竹瀝 ちくれき	寒	甘	心・肺・肝	清熱豁痰・定驚利竅	清化熱痰
知母 ちも	寒	苦甘	肺・胃・腎	清熱瀉火・生津潤燥	清熱瀉火
丁香 ちょうこう	温	辛	脾・胃・肺・腎	温中降逆・散寒止痛・温腎助陽	温裏
釣藤鉤 ちょうとうこう	涼	甘	肝・心包	清熱平肝・熄風定驚	熄風止痙
猪脊髄 ちょせきずい	寒	甘	腎	補陰益髄	その他
猪苓 ちょれい	平	甘淡	腎・膀胱	利水消腫・滲湿	利水消腫
陳皮 ちんぴ	温	辛苦	脾・肺	理気健脾・燥湿化痰	理気
通草 つうそう	微寒	甘淡	肺・胃	利尿通淋・通気下乳	利尿通淋
天花粉（瓜蔞根）てんかふん（かろこん）	微寒	甘微苦	肺・胃	清熱瀉火・生津止渇・消腫排膿	清熱瀉火
天南星 てんなんしょう	温	苦辛・有毒	肺・肝・脾	燥湿化痰・祛風解痙・外用散結消腫	温化寒痰
天麻 てんま	平	甘	肝	熄風止痙・平抑肝陽・祛風通絡	熄風止痙
天門冬 てんもんどう	寒	甘苦	肺・腎・胃	養陰潤燥・清肺生津	補陰
冬瓜子 とうがし	涼	甘	脾・小腸	清肺化痰・利湿排膿	清化熱痰
冬瓜皮 とうがんひ	涼	甘	脾・小腸	利水消腫・清熱解暑	利水消腫

中薬	性	味	帰経	功能	分類
当帰 とうき	温	甘辛	肝・心・脾	補血調経・活血止痛・潤腸通便	補血
灯心草 とうしんそう	微寒	淡甘	心・肺・小腸	利尿通淋・清心降火	利尿通淋
桃仁 とうにん	平	苦甘・小毒	心・肝・大腸	活血祛瘀・潤腸通便・止咳平喘	活血調経
童便 どうべん	寒	鹹		滋陰降火・涼血散瘀	その他
菟絲子 としし	平	辛甘	腎・肝・脾	補腎益精・養肝明目・止瀉・安胎	補陽
杜仲 とちゅう	温	甘	肝・腎	補肝腎・強筋骨・安胎	補陽
独活 どっかつ	微温	辛苦	腎・膀胱	祛風湿・止痛・解表	祛風寒湿
肉蓯蓉 にくじゅよう	温	甘鹹	腎・大腸	補腎助陽・潤腸通便	補陽
肉豆蔲 にくずく	温	辛	脾・胃・大腸	渋腸止瀉・温中行気	収渋
肉桂 にっけい	大熱	辛甘	腎・脾・心・肝	補火助陽・散寒止痛・温経通脈・引火帰原	温裏
乳香 にゅうこう	温	辛苦	心・肝・脾	活血行気止痛・消腫生肌	活血止痛
人参 にんじん	平	甘微苦	肺・脾・心	大補元気・補脾益肺・生津・安神益智	補気
貝母 ばいも	微寒	苦甘	肺・心	清熱化痰・潤肺止咳・散結消腫	清化熱痰
麦芽 ばくが	平	甘	脾・胃・肝	消食健胃・回乳消脹	消食
柏子仁 はくしにん	平	甘	心・腎・大腸	養心安神・潤腸通便	養心安神
白酒 はくしゅ	温	辛甘苦・有毒	胃・心・肺・肝	通血脈・行薬勢	その他
白頭翁 はくとうおう	寒	苦	胃・大腸	清熱解毒・涼血止痢	清熱解毒
麦門冬 ばくもんどう	微寒	甘微苦	胃・肺・心	養陰生津・潤肺清心	補陰
巴戟天 はげきてん	微温	辛甘	腎・肝	補腎助陽・祛風除湿	補陽
巴豆 はず	熱	辛・有毒	胃・大腸	峻下冷積・逐水退腫・祛痰利咽・外用蝕瘡	峻下逐水
蜂蜜 はちみつ	平	甘	肺・脾・大腸	補中・潤燥・止痛・解毒	補気
薄荷 はっか	涼	辛	肺・肝	疏散風熱・清利頭目・利咽透疹・疏肝行気	辛涼解表
馬勃 ばぼつ	平	辛	肺	清熱解毒・利咽・止血	清熱解毒

中薬	性	味	帰経	功能	分類
半夏　はんげ	温	辛・有毒	脾・胃・肺	燥湿化痰・降逆止嘔・消痞散結・外用消腫止痛	温化寒痰
板藍根　ばんらんこん	寒	苦	心・胃	清熱解毒・涼血・利咽	清熱解毒
萆薢　ひかい	平	苦	腎・胃	利湿去濁・袪風除痺	利尿通淋
蓽撥　ひはつ	熱	辛	胃・大腸	温中散寒・下気止痛	温裏
白果　びゃくか（銀杏）（ぎんなん）	平	甘苦渋・有毒	肺	斂肺化痰定喘・止帯縮尿	止咳平喘
白芥子　びゃくがいし	温	辛	肺・胃	温肺化痰・利気・散結消腫	温化寒痰
百合　びゃくごう	微寒	甘	肺・心・胃	養陰潤肺・清心安神	補陰
白芷　びゃくし	温	辛	肺・胃・大腸	解表散寒・袪風止痛・通鼻竅・燥湿止帯・消腫排膿	辛温解表
白朮　びゃくじゅつ	温	甘苦	脾・胃	健脾益気・燥湿利尿・止汗・安胎	補気
白豆蔲　びゃくずく	温	辛	肺・脾・胃	化湿行気・温中止嘔	化湿
白前　びゃくぜん	微温	辛苦	肺	降気化痰	温化寒痰
白檀香　びゃくだんこう	温	辛	脾・胃・心・肺	行気止痛・散寒調中	理気
白薇　びゃくび	寒	苦鹹	胃・肝・腎	清熱涼血・利尿通淋・解毒療瘡	清虚熱
百部　びゃくぶ	微温	甘苦	肺	潤肺止咳・殺虫滅虱	止咳平喘
白附子　びゃくぶし	温	辛甘・有毒	胃・肝	袪風痰・止痙・止痛・解毒散結	温化寒痰
白扁豆　びゃくへんず	微温	甘	脾・胃	補脾和中・化湿	補気
白茅根　びゃくぼうこん	寒	甘	肺・胃・膀胱	涼血止血・清熱利尿・清肺胃熱	涼血止血
枇杷葉　びわよう	微寒	苦	肺・胃	清肺止咳・降逆止嘔	止咳平喘
檳榔子　びんろうじ	温	苦辛	胃・大腸	殺虫消積・行気・利水・截瘧	駆虫
茯神　ぶくしん	平	甘淡	心・脾・腎	寧心安神	養心安神
茯苓　ぶくりょう	平	甘淡	心・脾・腎	利水消腫・滲湿・健脾・寧心	利水消腫
附子　ぶし	大熱	辛甘・有毒	心・腎・脾	回陽救逆・補火助陽・散寒止痛	温裏
浮小麦　ふしょうばく	涼	甘	心	固表止汗・益気・除熱	収渋

中薬	性	味	帰経	功能	分類
鼈甲　べっこう	寒	甘鹹	肝・腎	滋陰潜陽・退熱除蒸・軟堅散結	補陰
扁豆花　へんずか	微温	甘	脾・胃	解暑化湿	祛暑
萹蓄　へんちく	微寒	苦	膀胱	利尿通淋・殺虫止痒	利尿通淋
防已　ぼうい	寒	苦辛	膀胱・肺	祛風湿・止痛・利水消腫	祛風湿熱
炮姜　ほうきょう	温	苦渋	脾・肝	温経止血・温中止痛	温経止血
芒硝　ぼうしょう	寒	鹹苦	胃・大腸	瀉下攻積・潤燥軟堅・清熱消腫	攻下
防風　ぼうふう	微温	辛甘	膀胱・肝・脾	祛風解表・勝湿止痛・止痙	辛温解表
蒲黄　ほおう	平	甘	肝・心包	止血・化瘀・利尿	化瘀止血
補骨脂　ほこつし	温	苦辛	腎・脾	補腎壮陽・固精縮尿・温脾止瀉・納気平喘	補陽
牡丹皮　ぼたんぴ	微寒	苦甘	心・肝・腎	清熱涼血・活血祛瘀	清熱涼血
牡蠣　ぼれい	微寒	鹹	肝・胆・腎	重鎮安神・潜陽補陰・軟堅散結	平抑肝陽
麻黄　まおう	温	辛微苦	肺・膀胱	発汗解表・宣肺平喘・利水消腫	辛温解表
麻黄根　まおうこん	平	甘微渋	肺	固表止汗	収渋
麻子仁　ましにん	平	甘	脾・胃・大腸	潤腸通便	潤下
蔓荊子　まんけいし	微寒	辛苦	膀胱・肝・胃	疏散風熱・清利頭目	辛涼解表
礞石　もうせき	平	鹹	肺・肝	墜痰下気・平肝鎮驚	清化熱痰
木通　もくつう	寒	苦・有毒	心・小腸・膀胱	利尿通淋・清心火・通経下乳	利尿通淋
木瓜　もっか	温	酸	肝・脾	舒筋活絡・和胃化湿	祛風寒湿
木香　もっこう	温	辛苦	脾・胃・胆・大腸・三焦	行気止痛・健脾消食	理気
没薬　もつやく	平	辛苦	心・肝・脾	活血止痛・消腫生肌	活血止痛
射干　やかん	寒	苦	肺	清熱解毒・消痰・利咽	清熱解毒
益智仁　やくちにん	温	辛	腎・脾	暖腎固精縮尿・温脾開胃摂唾	補陽
益母草　やくもそう	微寒	辛苦	心・肝・膀胱	活血調経・利水消腫・清熱解毒	活血調経

中薬	性	味	帰経	功能	分類
夜交藤 やこうとう	平	甘	心・肝	養血安神・祛風通絡	養心安神
雄黄 ゆうおう	温	辛・有毒	肝・胃・大腸	解毒・殺虫	攻毒殺虫止痒
薏苡仁 よくいにん	涼	甘淡	脾・胃・肺	利水消腫・滲湿・健脾・清熱排膿・除痺	利水消腫
莱菔子 らいふくし	平	辛甘	肺・脾・胃	消食除脹・降気化痰	消食
梨皮 りひ	涼	甘渋	心・肺・腎・大腸	清心潤肺・降火生津	その他
竜眼肉 りゅうがんにく	温	甘	心・脾	補益心脾・養血安神	補血
竜骨 りゅうこつ	平	甘渋	心・肝・腎	鎮驚安神・平肝潜陽・収渋固渋	重鎮安神
竜胆草 りゅうたんそう	寒	苦	肝・胆	清熱燥湿・瀉肝胆火	清熱燥湿
竜脳 りゅうのう	微寒	辛苦	心・脾・肺	開竅醒神・清熱止痛	開竅
凌霄花 りょうしょうか	微寒	辛	肝・心包	活血破瘀・涼血祛風	活血調経
羚羊角 れいようかく	寒	鹹	肝・心	平肝熄風・清肝明目・散血解毒	熄風止痙
連翹 れんぎょう	微寒	苦	肺・心・小腸	清熱解毒・消腫散結・疏散風熱	清熱解毒
蓮子 れんし	平	甘渋	脾・腎・心	固精止帯・補脾止瀉・益腎養心	収渋
蓮須 れんす	平	甘渋	脾・腎・心	固腎渋精	収渋
芦根 ろこん	寒	甘	肺・胃	清熱瀉火・生津止渇・除煩・止嘔・利尿	清熱瀉火
鹿角膠 ろっかくきょう	温	甘鹹	肝・腎	補肝腎・益精血	補陽
露蜂房 ろほうぼう	平	甘・有毒	胃・肝・腎	攻毒殺虫・祛風止痛	攻毒殺虫止痒
煨姜 わいきょう	温	辛	肺・脾・胃	解表散寒・温中止嘔・温肺止咳	辛温解表

主編者プロフィール

辰巳 洋 (たつみ なみ)

医学博士.
1975 年北京中医学院（現・北京中医薬大学）卒業. 主治医師・医学誌編集者.
1989 年来日. 総合病院漢方相談, 専門学校中医学講師, 東洋学術出版社編集協力などを経る.

本草薬膳学院学院長, 日本国際薬膳師会会長, 北京中医薬大学日本校友会会長	
順天堂大学国際教養学部国際教養学科	非常勤講師
中国・河南中医薬大学	兼職教授
中国薬膳研究会（北京）国際薬膳師資格認定	審査員・常務理事
世界中医薬学会連合会（本部北京）	主席団執行委員

〈主な著書〉
『薬膳は健康を守る』健友館（2001 年）
『用果蔬去除您肝臓的脂肪』中国・人民軍医出版社（2005 年）共著
『薬膳茶』文芸社（2006 年）共著
『冬季進補与養生康復』中国・人民軍医出版社（2006 年）共著
『薬膳素材辞典』源草社（2006 年）主編
『薬膳の基本』緑書房（2008 年）
『実用中医薬膳学』東洋学術出版社（2008 年）
『実用中医学』源草社（2009 年）
『一語でわかる中医用語辞典』源草社（2009 年）主編
『こども薬膳』緑書房（2010 年）
『東洋医学のすべてがわかる本』ナツメ社（2011 年）薬膳監修
『防がん抗がんの薬膳』源草社（2012 年）
『薬膳お菓子』緑書房（2012 年）共著
『東洋医学の教科書』ナツメ社（2014 年）薬膳監修
『日常調理 膳食与功能茶飲』〈「薬膳の基本」中国語版〉人民東方出版傳媒東方出版社（2014 年）
『1～6歳 功能性膳食調理』〈「こども薬膳」中国語版〉人民東方出版傳媒東方出版社（2014 年）
『家庭で楽しむ薬膳レシピ』緑書房（2014 年）監修
『体質改善のための薬膳』緑書房（2015 年）監修
『新読むサプリ』〈24 冊薬膳レシピシリーズ〉ウィズネット（2015 年）監修
『実用体質薬膳学』東洋学術出版社（2016 年）
『薬膳茶のすべて』緑書房（2017 年）
『早わかり薬膳素材』源草社（2017 年）主編
『女性のための薬膳レシピ』緑書房（2017 年）

中医学教科書シリーズ① 中医臨床基礎学

2018 年 2 月 1 日　第一刷発行

主編者　辰巳 洋
発行人　吉田幹治
発行所　有限会社 源草社
東京都千代田区神田神保町 1-19 ベラージュおとわ 2F 〒101-0051
TEL：03-5282-3540　FAX：03-5282-3541
URL：http://gensosha.net/　e-mail：info@gensosha.net

装丁：岩田菜穂子
印刷：株式会社上野印刷所
乱丁・落丁本はお取り替えいたします.

©Nami Tatsumi, 2018 Printed in Japan ISBN978-4-907892-15-9　C3047

JCOPY　<（社）出版者著作権管理機構 委託出版物>
本書の無断複写は著作権法上での例外を除き禁じられています. 複写される場合は、そのつど事前に、（社）出版者著作権管理機構（電話 03-3513-6969、FAX 03-3513-6979、e-mail:info@jcopy.or.jp）の許諾を得てください.